I0068495

38
1890

DE

L'OPÉRATION CÉSARIENNE

EXPOSÉ HISTORIQUE

DU MANUEL OPÉRATOIRE

Par le Dr F. BOUSQUET

ANCIEN CHEF DE CLINIQUE OBSTÉTRICALE,
MEMBRE CORRESPONDANT DE LA SOCIÉTÉ OBSTÉTRICALE ET GYNÉCOLOGIQUE
DE PARIS, ET DE L'ACADÉMIE DE MÉDECINE
D'ATHÈNES

MARSEILLE

TYPOGRAPHIE ET LITHOGRAPHIE BARLATIER ET BARTHELET
Rue Venture, 19

1890

124
e

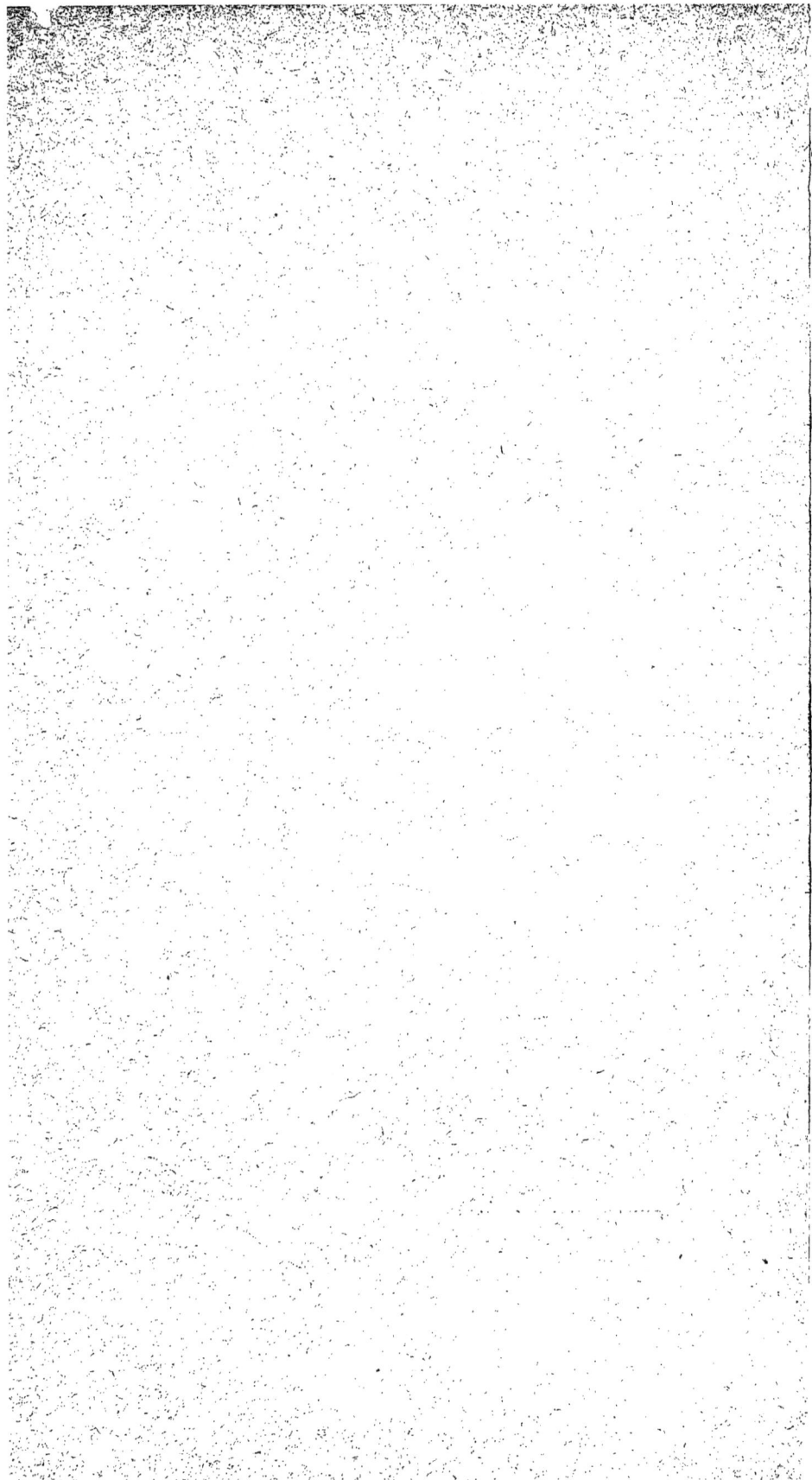

DE

L'OPÉRATION CÉSARIENNE

EXPOSÉ HISTORIQUE

DU MANUEL OPÉRATOIRE

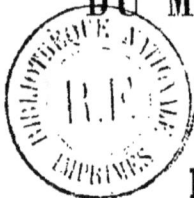

Par le Dr F. BOUSQUET

ANCIEN CHEF DE CLINIQUE OBSTÉTRICALE,
MEMBRE CORRESPONDANT DE LA SOCIÉTÉ OBSTÉTRICALE ET GYNÉCOLOGIQUE
DE PARIS, ET DE L'ACADÉMIE DE MÉDECINE
D'ATHÈNES

MARSEILLE

TYPOGRAPHIE ET LITHOGRAPHIE BARLATIER ET BARTHELET
Rue Venture, 19

1890

PRÉFACE

L'opération césarienne est l'une des plus anciennes de la chirurgie obstétricale , on en retrouve des traces dans la plus haute antiquité.

Mais l'insuffisance des notions anatomiques, l'imperfection des instruments et l'ignorance des principes les plus élémentaires de l'antisepsie alors inconnue, rendaient cette opération extrêmement dangereuse, sinon fatalement mortelle.

Aussi ne tarda-t-elle pas à être complètement abandonnée.

Aujourd'hui, grâce à l'antisepsie qui rend les plaies silencieuses, il n'est plus de région inaccessible à la chirurgie.

L'obstétrique devait nécessairement bénéficier de cette précieuse découverte; l'opération césarienne a été reprise, et cette fois avec succès.

Des méthodes nouvelles ont surgi, des améliorations ont été apportées, qui ont fait de la section césarienne autrefois livrée à l'empirisme, une opération classique et réglée.

Il nous a donc paru intéressant d'en rechercher les origines, de la suivre dans sa marche à travers les siècles, d'indiquer les nombreuses modifications qu'a subi son manuel opératoire, depuis les pratiques les plus grossières, jusqu'aux perfectionnements les plus modernes.

Nous essaierons de mettre un peu d'ordre dans ce chaos et de rendre moins fastidieuse la longue énumération des procédés, en consacrant un chapitre à chaque temps de l'opération.

Nous éviterons ainsi de nombreuses et inutiles répétitions qui nuiraient à la clarté et lasseraient l'attention.

Montrer le chemin parcouru, établir que l'art obstétrical est aujourd'hui en mesure de faire face aux éventualités les plus redoutables de la dystocie, tel est le but que nous nous sommes proposé ; puissions-nous l'avoir atteint.

L'OPÉRATION CÉSARIENNE

EXPOSÉ HISTORIQUE

DU MANUEL OPÉRATOIRE

———∿∿∿———

Sous le nom d'opération césarienne ou laparo-hysté-rotomie, on désigne une opération qui consiste à ouvrir le ventre d'une femme enceinte pour en extraire le fœtus dans certains cas où les voies naturelles ne peuvent lui donner passage.

Deux méthodes permettent d'arriver à ce but : ce sont :

1° L'opération césarienne proprement dite, dans laquelle on incise les parois abdominales, pour arriver sur l'utérus, qui est sectionné à son tour. Elle comprend 2 méthodes : la méthode conservatrice ; la méthode radicale ou de Porro.

2° La gastro-élytrotomie, qui consiste à décoller seulement le péritoine, sans l'ouvrir, afin d'arriver sur le vagin que l'on incise en respectant l'utérus.

Pour quelques auteurs, la gastro-élytrotomie ne serait pas une opération césarienne, par cette raison que l'incision ne porte pas sur le corps de l'utérus.

Nous répondrons avec Pinard que, quelle que soit la méthode à laquelle on ait recours, toutes les fois que le fœtus est chirurgicalement extrait des organes maternels, par une voie tout autre que les voies naturelles, *on fait* une opération césarienne.

Nous continuerons donc à considérer la gastro-élytrotomie, comme une méthode césarienne, et quoique rarement pratiquée aujourd'hui, nous lui consacrerons néanmoins quelques développements.

L'opération césarienne se pratique sur la femme vivante ou sur la femme morte, pendant la grossesse ou pendant le travail.

Son origine paraît remonter à la plus haute antiquité ; on en retrouve des traces dans la mythologie elle-même.

Bacchus, fils de Jupiter aurait été retiré ainsi du ventre de Sémélé, par Mercure; Esculape vit le jour de la même manière par l'intervention d'Apollon.

Toutefois ce nom de césarienne, ne vient pas, comme on le suppose, de ce que cette opération fut subie par la mère de César, mais de ce que les enfants venus au monde à la suite de ces sortes d'incisions étaient appelés par les romains, *cæsones* et *cæsares*.

Scipion l'Africain et le premier des Césars, furent ainsi mis au monde, ce qui justifie l'appellation de César donnée à ce dernier.

Prescrite par Numa Pompilius dans la loi Regia pour les femmes mortes en état de grossesse, indiquée par le Talmud et le Coran, adoptée, enfin, par l'Eglise chrétienne, elle fut pratiquée pour la première fois en 1491, d'après Nicolas de Falcon, sur une femme enceinte qui venait de succomber.

La première tentative sur la femme vivante, date de 1500 ; elle fut exécutée par Jacques Nufer de Siegershausen (Turgovie), un châtreur de porcs, sur sa propre femme Elisabeth Alepaschin et fut suivie de succès ; elle est racontée en détail par Gaspard Bauhin, dans sa traduction des œuvres de Rousset.

Le premier traité vraiment scientifique de l'opération césarienne paraît être celui de Charles Etienne, docteur en médecine, et publié en 1546.

Puis parut, en 1581, le remarquable mémoire de Rousset [1].

Cet auteur chercha à établir qu'il était possible de sauver la mère et l'enfant au moyen de cette opération; il appuya sa manière de voir sur des raisonnements qui n'avaient pas tous grande valeur, mais qui témoignaient chez ce chirurgien d'une grande perspicacité unie à un louable désir d'être utile à l'humanité.

Ce mémoire eut un immense retentissement dans le monde médical ; la nouvelle opération fut donc pratiquée classiquement, pour la première fois en Allemagne, par Trautmann, en 1610 ; la patiente vécut du 21 avril au 16 mai ; elle était considérée comme sauvée, lorsqu'elle fut soudainement enlevée par une syncope. Elle fut ensuite répétée un très grand nombre de fois, mais les insuccès furent si prodigieux, que Marchant, Ambroise Paré, Guillemeau, etc., protestèrent contre l'abus qu'on faisait d'une si dangereuse opération.

Il est certain que loin de ne l'employer que dans les cas où l'extraction du fœtus par les voies naturelles était absolument impossible, on la pratiquait pour remédier au volume excessif de l'enfant, à une position vicieuse, à l'insertion vicieuse du placenta ou à l'éclampsie puerpérale.

Une pénalité sévère fut même réclamée par Mauriceau, contre ceux qui auraient recours désormais à la section césarienne.

Dionis et Viardel partagèrent cette opinion. Peu [2], dans un mémoire paru en 1694, déclare qu'il n'a jamais pratiqué l'opération césarienne, et qu'il ne la tentera que lorsqu'on aura enregistré à son actif, un certain nombre de cas favorables.

Aussi n'est-ce qu'après l'opération pratiquée par Ru-

---

[1] Fr. Rousset. *Nouveau traité de l'hystérotomotokie ou enfantement césarien.* Paris, 1581.

[2] Peu. *Pratique des accouchements.* Paris, 1694.

leau, le 25 février 1707, sur Catherine Savineau, âgée de 33 ans, épouse d'Etienne Regnoult, que Simon (¹) écrivit un long mémoire pour réhabiliter et défendre l'opération césarienne.

Il est certain que, malgré la légitime terreur qu'elle inspirait, les médecins de l'époque, tant en France qu'à l'étranger, regardaient l'opération comme possible.

Antonius Misaldus assure qu'on a tiré l'enfant de cette manière à plusieurs femmes qui ont guéri *(Lib. de mémorab. aph. 100).*

Mathias Cornax écrit que Marguerite Karlinger a porté quatre ans un enfant mort et fut délivrée par l'opération césarienne.

Scipio Mercurius dit qu'il a vu près de Toulouse deux convalescentes auxquelles on avait extrait l'enfant de cette manière *(Lib. de fato matris cap. 28).*

Rovericus de Castro non seulement la croit possible, mais enseigne la façon de la pratiquer *(Lib. IV de morb. mulier, fol. 456).*

Bohinus cite le cas d'Elisabeth Inturgeois qui accoucha de deux jumeaux, après avoir subi déjà une première fois cette opération *(Acad. Lov. Profess. primar).*

Moritius Cordeus traite également de ce sujet.

Du Laurens en soutient la possibilité *(Traité de la génération de l'homme).*

Cyprianus, médecin de Franeiker, ville de Frise, a donné une relation en latin du cas d'un enfant mort, tiré par l'opération césarienne d'une des trompes de la matrice, après vingt-un mois de séjour.

Enfin, Manial, médecin de la Faculté de Bordeaux, dans ses commentaires sur le livre d'Hippocrate, parle favorablement de l'opération césarienne (²).

En 1766, Levret s'érigea en partisan résolu de la nouvelle méthode ; mais il posa pour la première fois comme

(1) Mémoires de l'Académie de chirurgie, 1743.
(2) Auteurs cités par Ruleau. 1704.

un principe dont on ne devait pas s'écarter, que l'opération césarienne ne devait être pratiquée que dans les cas où un rétrécissement des parties *solides* du bassin, rendait le passage du fœtus absolument impossible.

Smellie d'abord, puis plus tard Stein en 1798, élargirent le cercle des indications de la césarienne ; ils en reconnurent la nécessité dans les cas de mauvaise conformation du bassin, de tumeur oblitérant le vagin, de cicatrices empêchant la dilatation du col utérin et enfin dans ceux où la version et le forceps ne pouvaient être employés où étaient restés sans effet.

En 1815, Baudelocque (¹) admet l'opération césarienne, mais il déclare qu'à son avis elle doit être spécialement réservée pour les cas de rétrécissement du bassin incompatibles avec l'accouchement.

En 1768, un étudiant en médecine, Sigault, avait soumis, à l'Académie de chirurgie, un mémoire dans lequel il proposait de sectionner la symphyse pubienne pour agrandir les diamètres des bassins dans les cas d'accouchements laborieux.

Ce procédé n'ayant rencontré aucun partisan dans la savante assemblée, il reprit son idée en 1773 dans sa thèse inaugurale soutenue à Angers, et, en 1777, il pratiqua pour la première fois et avec succès, sur la femme vivante, la nouvelle opération à laquelle il donna le nom de *symphyséotomie.*

Dès lors, les partisans de l'opération césarienne et ceux de la symphyséotomie formèrent deux camps ; les *symphysiens* avec Sacombe attaquèrent avec violence les *césariens* ; mais leur avantage fut de courte durée.

On ne tarda pas à reconnaître que l'augmentation des diamètres du bassin, qui résultait de la section des symphyses, était absolument insuffisante pour permettre le passage du fœtus dans les cas pathologiques, et elle ne tarda pas à être complètement abandonnée.

(1) Baudelocque. *Art des accouchements.* — 1815.

Si la symphyséotomie avait pour but d'agrandir les diamètres du bassin afin de le mettre en état de livrer passage au fœtus, deux autres procédés opératoires, ayant au contraire pour objet de réduire le volume du fœtus, ne devaient pas tarder à être proposés. Ce sont l'accouchement *prématuré artificiel* et la *céphalotripsie*.

Dans l'accouchement prématuré artificiel, on provoque l'expulsion du fœtus avant qu'il ait atteint un accroissement supérieur aux diamètres du bassin.

Dans la céphalotripsie, on broie la tête fœtale afin de réduire son volume et de le rendre inférieur aux diamètres pelviens.

C'est en 1770, que l'accouchement prématuré fut, pour la première fois tenté, en Angleterre, puis, en 1804, en Allemagne ; et ce n'est qu'à partir de 1832 que grâce aux efforts persévérants de Stoltz et de P. Dubois il fut admis en France.

Quant à la céphalotripsie, elle eut moins de peine à s'acclimater et après l'invention du céphalotribe par Baudelocque neveu, en 1829, le broiement de la tête fut scientifiquement admis toutes les fois que l'accouchement était impossible soit spontanément, soit à l'aide du forceps.

L'opération césarienne perdit à partir de ce moment beaucoup de terrain ; d'ailleurs, les derniers succès dataient de 1777 et de 1785, ils appartenaient à Lauverjat et Deleurye.

Depuis, Paul Dubois exécuta cette opération 17 fois, Depaul 4 fois, Danyau 3 fois, M. Tarnier 2 fois et pas une seule le succès ne couronna les efforts de ces habiles accoucheurs.

Aussi ne fut-elle plus admise que dans les cas très rares où le bassin était assez rétréci pour ne plus même permettre le passage du céphalotribe.

En conséquence et pendant longtemps, l'opération césarienne parut presque abandonnée, ce n'était qu'avec une véritable terreur que l'on envisageait la nécessité de la pratiquer, car des statistiques funèbres disaient assez haut que cette opération pour la femme forcée de la subir, équivalait à un arrêt de mort.

Près de nous, même, en 1880, Bradford (1), médecin consultant de l'hôpital Ste-Marie à Londres ayant eu l'idée de dresser une statistique générale de toutes les opérations césariennes pratiquées dans la Grande-Bretagne et en Irlande, de janvier 1738 au mois d'avril 1879, donna les chiffres suivants dont tout commentaire affaiblirait l'éloquence.

Nombre de femmes opérées 151.

Mères vivantes	Mères mortes
21	110
Enfants vivants	Enfants morts
78	53

Cependant grâce aux progrès accomplis dans ces dernières années, grâce à une connaissances plus approfondie du mode de génération et d'évolution du poison septicémique, et surtout des moyens puissants que nous possédons pour le combattre ; grâce, enfin, à des améliorations successives dans l'exécution du manuel opératoire, améliorations que nous passerons en revue, on peut dire aujourd'hui que l'opération césarienne a cessé d'être une opération redoutable.

Il est permis d'envisager avec sang-froid et confiance les cas dans lesquels elle doit être pratiquée. Elle possède son domaine propre, indépendant de celui de la céphalotropsie; chacune de ces opérations a ses indications spéciales auxquelles l'accoucheur doit strictement se conformer.

Nous diviserons donc cette étude en six chapitres correspondants aux divers temps de l'opération et comprenant les différentes manières de les exécuter :

1° Les préliminaires de l'opération ;

_____

(1) Thomas Radford. *Observations on the cæsarean section.* — London, 1880.

2° Incision des parois abdominales ;

3° Moyens employés pour s'opposer au passage des liquides dans le péritoine ;

4° Incision de l'utérus ; extraction du fœtus et de ses annexes ;

5° Traitement de la plaie utérine ; études des sutures. Procédés de Sanger, Kehrer et Léopold ;

6° Traitement consécutif, chirurgical et médical.

Quant à la méthode de Porro et à la gastroelytrotomie, elles feront l'objet de deux chapitres distincts, en raison des points tout à fait spéciaux qui les distinguent de l'opération césarienne proprement dite.

CHAPITRE PREMIER.

OPÉRATION CÉSARIENNE PROPREMENT DITE.
MÉTHODE CONSERVATRICE.

Des préliminaires de l'opération.

L'opération césarienne n'étant autrefois pratiquée que sur la femme morte, du moins dans la grande majorité des cas, il est aisé de comprendre que son exécution ne demandait aucune précaution préliminaire. Ceux mêmes qui comme Mauriceau, admettent la possibilité de la pratiquer sur la femme vivante ne la trouvent excusable que lorsque des intérêts d'un ordre supérieur, tel que le sort d'un royaume dépend de la vie de l'enfant ; dans ce cas, dit-il « la vie de la mère doit être sacrifiée. C'est ainsi qu'Henri VIII, qui régnait en Angleterre du temps de François I⁢er permit qu'on la pratiquât sur Jeanne Seymour sa troisième femme, pour tirer de son ventre Edouard VI qui fut aussi roi d'Angleterre (1) ».

Le chirurgien n'était, à cette époque, assisté le plus souvent que d'une sage-femme ou d'une personne vigoureuse et de bonne volonté, qui maintenait solidement la patiente.

De nos jours, les préliminaires de l'opération comportent le choix du local et du lit opératoire ; la préparation des instruments et objets nécessaires à l'opération ainsi que ceux destinés à ranimer l'enfant en cas d'accident ; le choix des assistants, celui de l'anesthésique qui sera

(1) Mauriceau. *Traité des accouchements.*

employé, enfin le choix du lit sur lequel reposera la femme après l'opération.

Nous n'insisterons que sur les points principaux tels que la préparation des instruments et l'anesthésie.

Les instruments devront être rendus complètement aseptiques ainsi que les fils d'argent destinés aux sutures, ils séjourneront dans de l'eau phéniquée forte au 1/20° ou au 1/40° ; Sanger se sert d'une solution de carbone ; on pourra également les passer à la flamme ainsi que les aiguilles ; quant aux fils de soie, ils auront aussi été préparés par une ébullition prolongée dans de l'eau phéniquée également au 1/20°.

Les éponges devront être neuves, lavées d'abord à l'eau phéniquée forte, puis dans une solution plus faible où elles séjourneront pendant toute l'opération. Sanger ([1]) leur préfère des tampons d'étoupe trempés dans des solutions de sublimé de carbone ou de chlore. Les serviettes destinées à recouvrir les intestins et l'utérus, subiront le même traitement. Tous les objets, tous les instruments seront comptés , afin qu'aucun ne puisse être oublié dans le ventre.

Quelque minutieuses que puissent paraître toutes ces précautions, elles sont d'une importance capitale ; c'est de leur rigoureuse observation que dépend le succès.

L'opérateur, lui-même, et ses aides, se laveront et se brosseront soigneusement les mains et les bras dans des solutions antiseptiques : acide phénique au 1/20°, sublimé 1/1000, bi-iodure de mercure 1/2000 ; ils auront quitté leurs habits de ville et auront changé de linge.

La malade à son tour sera attentivement désinfectée ; la vulve et le vagin seront lavés avec la solution phéniquée ou mercurielle chaude, et le pubis rasé ; la paroi abdominale savonnée avec l'eau ordinaire sera ensuite lavée avec l'eau phéniquée, puis enfin avec de l'éther pour enlever les parcelles savonneuses.

---

(1) Sanger. *Uber Vereinfachung der Technik der Kaiserschnittes.* — Leipzig.

La patiente sera alors couchée horizontalement sur le lit opératoire et entourée de serviettes antiseptiques de façon à ce qu'aucun point de contact ne puisse contaminer les mains de l'opérateur et de ses aides.

Le rectum et la vessie seront vidés.

La température de la chambre sera de 22 à 25° centigrade, car on conçoit qu'une basse température aurait une influence extrêmement fâcheuse sur le péritoine mis à nu.

Quant au lit opératoire, il ne présente rien de particulier ; la patiente doit s'y trouver à son aise et dans une situation commode ; autrefois, la femme que l'on allait opérer était assise sur une chaise, position aussi ingrate pour elle que pour l'opérateur.

Le nombre des aides doit être fixé à trois :

La présence d'une sage-femme peut être utile pour les soins à donner à l'enfant.

Les instruments nécessaires sont :

Un bistouri simple et un boutonné, des pinces à arrêt, des pinces à disséquer, des ciseaux, des aiguilles pour les sutures abdominales et utérines, du fil de soie et d'argent désinfecté, des éponges et des serviettes phéniquées, un long tube en caoutchouc pour le drainage, les pièces à pansement, enfin, l'appareil à anesthésie.

Les anciens auteurs qui ne connaissaient pas les anesthésiques se préoccupaient peu de la douleur causée par l'incision ; ils prétendaient que lorsque celle-ci était rapidement faite, la femme souffrait médiocrement. Plus tard, on se contenta de l'anesthésie locale encore préconisée par Harris.

Aujourd'hui, les anesthésiques généraux étant entrés dans la pratique chirurgicale et obstétricale à la fois, il était naturel d'y avoir recours pour l'opération césarienne.

En outre de la question d'humanité qui veut que l'on supprime la douleur toute les fois que cela est possible, l'anesthésie à l'avantage d'annihiler les efforts et les mouvements de la femme, ainsi que les contractions des muscles abdominaux.

Quel est l'anesthésique auquel on doit recourir?

On employait autrefois la préparation opiacées, mais le sommeil n'était jamais complet et la sensibilité n'était pas abolie.

Le chloroforme est l'anesthésique qui a été le plus souvent employé ; il a malheureusement l'inconvénient de provoquer des vomissements qui impriment à tous les organes abdominaux des secousses fàcheuses dans ce moment ou leur complète immobilité est pourtant si nécessaire : Fochier et Spencer Wells le rejettent complètement.

Boudon ([1]) lui reproche d'amener l'inertie de l'utérus ou tout au moins de diminuer notablement la contractilité et de causer des hémorrhagies quelquefois mortelles.

Nous pensons avec le professeur Pajot ([2]) que ces craintes sont exagérées ; il est aujourd'hui bien démontré que l'anesthésie chloroformique n'a aucun effet sur les contractions utérines et que celles-ci conservent toute leur intensité pendant le sommeil le plus complet; nous avons été à même de vérifier l'exactitude de ce fait dans un grand nombre d'accouchements.

L'anesthésie par l'éther a été quelquefois employée, notamment par Fochier, en décembre 1882, chez une femme à laquelle il pratiqua l'opération de Porro, à la Maternité de Lyon. Nous même, avons vu le professeur Ollièr employer l'anesthésie par l'éther dans son remarquable service de l'Hôtel-Dieu de cette ville; le seul reproche qu'on peut adresser à cette substance, c'est de ne produire qu'avec une extrême lenteur une anesthésie quelquefois de très courte durée.

Spencer Wells, préconise le bichlorure de méthylene, qu'il déclare avoir employé environ 840 fois ; l'anesthésie

(1) Boudon. *Etude critique de l'opération césarienne.* — Paris, 1885.
(2) Pajot. *Faits d'obstétrique et de gynécologie.*

dure en moyenne 15 minutes et ne cause jamais d'accidents ; les nausées et les vomissements se produisent exceptionnellement, tandis qu'ils ne manquent jamais avec le chloroforme. La dose moyenne est de 5 à 6 gr. que l'on administre au moyen de l'appareil de Junker.

En Allemagne, on se sert le plus souvent d'un chloroforme chimiquement pur, que l'on extrait du chloral ; on a quelquefois aussi essayé un mélange d'éther, d'alcool et de chloroforme.

En résumé, tout en repoussant formellement l'accusation portée contre le chloroforme de diminuer la contractilité utérine, nous pensons que dans l'opération césarienne le bichlorure de méthylene devra être préféré comme ne produisant que, par exception, des nausées et des vomissements.

CHAPITRE II.

Incision des parois abdominales.

L'incision de l'abdomen se pratiquait autrefois avec un rasoir ; puis, plus tard, on se servit du bistouri dont l'usage est devenu universel. Il y a quelques années, le professeur Depaul proposa à la Société de Chirurgie d'ouvrir la paroi abdominale avec le caustique de Vienne, et peu après M. de Saint-Germain présenta un porte caustique qu'il avait fait construire dans ce but. L'intention de ces éminents praticiens était de produire des adhérences entre l'utérus et la paroi abdominale, afin d'éviter tout épanchement liquide dans la cavité péritonéale. Le bistouri conserva cependant sa supériorité.

Quant à l'incision abdominale les chirurgiens lui ont donné des directions aussi nombreuses que variées.

Rousset, nous l'avons vu, fut le premier auteur qui posa les règles précises du manuel opératoire de l'opération

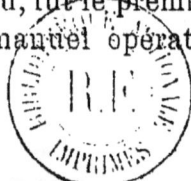

2

césarienne. Son mémoire, publié en 1581, est un véritable traité classique sur la matière. Ce chirurgien proposa d'inciser la paroi abdominale le long du bord externe du muscle droit, mais un peu obliquement.

Après lui Rubeau, en 1704 : recommandait d'inciser une des parties latérales de l'abdomen, en côtoyant le muscle droit, afin d'éviter l'artère épigastrique : « Il est néces-
« saire, dit-il, de marquer avec de l'encre, sur l'abdomen,
« le lieu que l'on doit inciser et qui est entre l'ombilic et
« le flanc, un peu obliquement, jusqu'à trois ou quatre
« travers de doigts de l'aîne, tirant un peu vers le pénil
« et cotoyant le muscle droit qu'il faut éviter en suivant
« la rectitude de ses fibres ; l'ouverture des téguments
« doit être d'un demi pied et pénétrer jusqu'aux graisses,
« puis vous couperez adroitement les muscles de l'épi-
« gastre et dès le moment qu'ils seront coupés la matrice
« se présentera ; commencez toujours l'incision du haut
« en bas, de crainte de blesser les trompes et les
« ovaires. »

Puis parurent les mémoires de Simon et celui de Levret ([1]), en 1766. Cet accoucheur pratiquait l'incision abdominale sur le bord externe du muscle droit :
« Je pense, dit Levret, qu'il faut d'abord se représenter
« une ligne qui serait tirée un peu obliquement de devant
« en arrière et qui partirait de l'extrémité antérieure de
« la lèvre supérieure de l'os des îles pour se rendre à la
« jonction de la dernière des vraies côtes avec son carti-
« lage, et saisir l'entre-deux de cette ligne et de la ligne
« blanche. Je coupe, non seulement, d'un seul coup la
« peau et la graisse, mais aussi les muscles du bas
« ventre et le péritoine. Mais, pour y parvenir facilement
« et sans rien craindre, je fais un gros pli transversal au
« milieu de la partie que je veux inciser et que je fais
« tenir à deux mains par un aide. Alors, à la faveur de

(1) Levret. *Observations sur les causes et les accidents de plusieurs accouchements laborieux.* — 1770.

« deux doigts de mon autre main que j'introduis dans la
« première division pour servir de conducteur sûr au bis-
« touri, je passe cet instrument entre ces deux doigts et
« je prolonge l'incision en haut et en bas ; je range les
« intestins de côté pour arriver sur la matrice. »

Ce n'est donc pas autre chose que la méthode de Rousset modifiée, que Stein l'ancien et Smellie vulgarisent
également.

Presqu'à la même époque, un praticien qui s'était acquis
une grande et légitime réputation par ses travaux d'obs-
tétriques, Mauriceau avait proposé une nouvelle modification (1709).

« L'incision, dit-il, se fera justement au milieu du ventre,
« entre les deux muscles droits, car, en cet endroit, il n'y a
« que les téguments et la ligne blanche à couper, mais
« elle ne peut pas se faire de côté sans inciser les deux
« obliques et le transverse qui forment une épaisseur
« considérable. L'incision se fera d'un seul coup ou en
« deux ou trois fois au plus ; elle aura la longueur et
« l'étendue de la matrice ou environ ; après quoi le chi-
« rurgien percera simplement le péritoine avec la pointe
« de son instrument pour y faire une ouverture à y met-
« tre un ou deux doigts de la main gauche dans la-
« quelle il les introduit aussitôt pour l'inciser en le sou-
« levant avec eux et conduisant l'instrument de peur
« qu'il ne pique les intestins. »

Ce point était évidemment le plus favorable, aussi quelque nombreux qu'aient été les procédés proposés dans
la suite, les règles si sages posées par Mauriceau restè-
rent-elles au-dessus de toutes les attaques et aujourd'hui
même l'incision sur la ligne blanche a-t-elle été soigneusement conservée.

Un chirurgien, du village d'Attichi, près Compiègne,
qui avait déjà fait une fois l'opération césarienne la pratiqua de nouveau, dit Baudelocque, en 1772. Il fit l'incision
extérieure transversalement entre l'ombilic et le dessous
des fausses côtes du côté droit.

« M. Tallibon, chirurgien, à Dourdan, ajoute cet auteur (¹), m'a envoyé la note d'une opération césarienne faite de la même manière, il y avait 15 ans environ par le nommé Sanson à la femme d'un vigneron, du village de Roinville-sous-Aunau, diocèse de Chartres. L'incision fut faite transversalement un demi pouce au-dessous de l'ombilic.

« Tallibon vit la femme le surlendemain, elle était très bien. On en trouve un autre exemple plus surprenant dans le *Journal de Médecine* de 1770 : le chirurgien ayant incisé trop haut, fit une autre incision obliquement en-dessous, et *pratiqua ensuite trois points de suture à la matrice* et cette opération réussit. »

Baudelocque se déclare partisan de l'incision de la ligne blanche.

« Solayrès, dit-il, la recommandait dans sa leçon, parce qu'en cet endroit elle est plus facile et moins douloureuse et qu'il y a moins de parties à couper ; le matrice s'y présente à découvert.

« Solayrès avait puisé cette idée dans les Instituts de chirurgie de Platner (1440), et les observations de Guénin, chirurgien ; de Crépy-en-Valois. «

Guénin (²) signale, en effet, deux cas dans lesquels il pratiqua avec succès l'opération césarienne : l'une, le 17 juin 1746, sur Marie-Claire Thiescot, de Proge-les-Combry, près Crépy ; l'autre, le 29 avril 1749, sur Marie Babille, couturière, dans le Comté d'Acy en Mulcien.

Voici en quels termes il décrit l'opération :

La malade étant couché sur le dos, un peu penchée du côté opposé à l'endroit choisi pour l'incision, je fis pincer par la sage-femme la peau d'un côté, pendant que je la pinçai de l'autre ; j'incisai entre nos deux mains les téguments de la longueur de six pouces en ligne droite commençant à un pouce au-dessous de l'ombilic et conti-

(1) Baudelocque. — 1789.
(2) Guénin. *Histoire de deux opérations césariennes.* — 1750.

nuant jusqu'à un pouce environ du pubis ; puis, la malade étant mise sur le dos, je continuai d'inciser les muscles et le péritoine pour découvrir la matrice ; puis, passant le doigt dans le bas de la plaie pour baisser le fond de la vessie, je fis l'ouverture de la matrice.

Quelques années plus tard, en 1775, Stein le jeune, proposa une incision oblique partant de la branche horizontale du pubis d'un côté, passant par la ligne blanche pour se terminer à la dernière fausse côte du côté opposé ; elle fut employée quelquefois mais sans succès.

Osiander préconisa à son tour une méthode étrange autant que compliquée, qui consistait à introduire la main dans les parties génitales et sous la tête du fœtus. On poussait alors cette tête en avant de façon à la faire proéminer au-dessus du pubis, puis on faisait à la paroi abdominale une incision parallèle au muscle pyramidal pour extraire le fœtus. Ce procédé, malgré les avantages qu'il peut présenter, nous semble d'une application peu pratique à cause de la difficulté qu'on doit éprouver à introduire la main dans les parties génitale chez des femmes affectées d'un rétrécissement du bassin assez prononcé pour nécessiter l'opération césarienne : et même dans le cas où l'accoucheur pourrait atteindre la tête fœtale, il lui serait impossible de la saisir assez solidement pour lui imprimer des mouvements.

En 1778, Deleurye (1) se fit le champion de l'incision abdominale pratiquée sur la ligne blanche, telle que Mauriceau l'avait indiquée et telle qu'on la pratique encore de nos jours. Il est à noter toutefois que Deleurye n'avait aucune idée de cette opération, en 1770, lorsqu'il publia la première édition de son ouvrage, ni même, en 1772, puisqu'il pratiquait à cette époque l'incision sur le côté du ventre. C'est donc, à tort, que l'incision sur la ligne blanche a été nommé « méthode de Deleurye » ; elle serait plus justement désignée sous le nom de méthode de Mauriceau qui est son véritable promoteur.

(1) Deleurye. *Traité des accouchements.* — 1778.

En 1788, Lauverjat ([1]) employa l'incision transversale qui avait été avant lui préconisée, en Allemagne, par Duncker et Henckel, de Berlin, c'est à tort donc qu'elle avait été attribuée à Waroquier, de Lille, en 1777, et même mentionnée par les journaux de Vienne comme ayant été pratiquée dans cette ville, en 1776.

Je fais, dit Lauverjat, une incision transversale de cinq pouces aux parties contenantes du bas ventre sous lesquelles sera la matrice, entre le muscle droit et la colonne épinière, plus ou moins au-dessous de la troisième côte, selon que le fond de la matrice en sera plus ou moins éloigné.

L'incision utérine doit être le plus près possible de son fond et en tout semblable à celle des téguments à laquelle elle correspondra.

Lauverjat croit que l'incision transversale est préférable à l'incision longitudinale pour les raisons suivantes :

1° Celle-ci (la longitudinale) intéressant une partie du corps et du col de la matrice ne laisse à sa partie inférieure aucune cavité qui puisse recevoir le sang et les humeurs qui s'échappent des vaisseaux utérins ; de là, l'épanchement dans l'abdomen ; de là, la perte presque inévitable de l'opérée. L'incision transversale, au contraire, respectant les 2/3 inférieurs de ce viscère, laisse une ample cavité propre à contenir les lochies jusqu'à ce qu'elles soient chassées par les voies naturelles, ce qui s'opposera à l'épanchement et conservera la plupart des femmes qui subiront l'opération césarienne ;

2° L'incision transversale obvie à l'écartement primitif et consécutif des lèvres de la plaie, nécessité par l'incision longitudinale ;

3° La réunion de la plaie extérieure faite longitudinalement est empêchée par la situation normale de l'opérée. Si elle est sur le dos, la tension plus grande des enve-

---

(1) Lauverjat. *Nouvelle méthode de pratiquer l'opération césarienne,* — 1788.

loppes abdominales, la rentrée de la colonne épinière, la
rétraction des fibres musculaires, tout concourt à tenir
la plaie béante et à y faire engager les parties contenues.
Si elle est sur le côté, en s'inclinant ce qu'elle ne peut
éviter, elle rapproche les angles de la plaie et en éloigne
les lèvres ; veut-elle satisfaire à quelque besoin, l'inconvénient devient plus grand et la guérison retardée. Au
contraire, tout est avantageux après l'incision transversale, la situation presque naturelle facilite la réunion des
bords de la plaie et rend tout autre moyen inutile.

Ici, trouve sa place, dans l'ordre chronologique, le procédé connu sous le nom de gastro-élytrotomie, procédé
qui détrôna pendant quelques années l'opération césarienne et fut presque uniquement employé de 1806 à 1824.
Il n'enregistre dans cette période que de bruyants insuccès ; cependant, à cause de son importance et des
tentatives heureuses faites récemment en Amérique par
Alexandre Clarke pour le remettre en honneur, nous en
reprendrons l'étude en détail à la fin de ce mémoire.

Velpeau pense également que l'on doit ouvrir les parois
abdominales du côté où l'utérus est le plus saillant ; il
incise donc la ligne blanche si cet organe est dans une
situation verticale ; si, au contraire, il est incliné, l'incision sera faite obliquement comme dans la ligature de
l'iliaque interne.

M. Guéniot[1] se déclare partisan de l'incision faite suivant le grand axe de l'utérus ; de la sorte on est sûr d'arriver sur le milieu de cet organe, on assure le parallé-
lisme des plaies abdominale et utérine, condition très
favorable à l'écoulement des lochies.

Enfin, Bradford préfère également l'incision longitudinale, mais faite sur le côté gauche de l'abdomen ; dans
57 cas, relevés par l'auteur, en Angleterre, et où l'incision
fut longitudinale, elle siégeait 11 fois à droite, 24 fois à
gauche et 22 fois sur la ligne blanche ; dans 2 elle fut

---

(1) Guéniot. *De l'opération césarienne et de ses modifications*, 1870.

transverse du côté droit et dans 1 cas oblique ; dans 17 cas la direction n'est pas indiquée.

A l'exception d'Horace Storer qui préfère la section des muscles droits, l'incision abdominale pratiquée sur la ligne blanche et préconisée, d'abord par Platner, puis par Mauriceau et par Deleurye, constitue donc la méthode classique de l'opération césarienne, telle qu'on la pratique aujourd'hui. Elle présente, d'ailleurs, de nombreux avantages ; facilité du tracé de l'incision, absence de vaisseaux importants et, par conséquent, pas de crainte d'hémorrhagie, épaisseur peu considérable des muscles dans cette région ; mobilité des lèvres de la plaie qui permet, avec une incision relativement petite, de pénétrer facilement dans la cavité de l'abdomen, certitude d'atteindre aussitôt l'utérus, facilité, enfin, de contenir les intestins dans la cavité péritonéale.

On a beaucoup discuté aussi sur la longueur à donner à l'incision ; quelques auteurs ont fixé des chiffres variant entre 13 et 25 centimètres.

M. Budin, partant de ce principe que la circonférence sous occipito frontale moyenne du fœtus à terme est de 33 centimètres, on déduit que les lèvres de la plaie abdominale doivent avoir 16 à 17 cent, de longueur pour pouvoir, par leur écartement, donner passage au fœtus : Guéniot ne dépasse pas 12 à 13 centimètres seulement.

L'incision doit donc commencer au-dessous de l'ombilic pour finir à deux travers de doigt au-dessus du pubis ; si cette longueur n'est pas suffisante, quelques chirurgiens prolongent l'incision en haut en contournant l'ombilic ; M. Lucas Championnière a récemment appuyé de son autorité cette manière de procéder, que Sanger et Schauta condamnent, au contraire, d'une façon absolue.

Nous pensons avec ces deux chirurgiens que l'incision doit être faite de telle façon, qu'il y ait autant de distance entre l'extrémité supérieure de l'incision et le fond de l'utérus qu'entre son extrémité inférieure et la symphyse du pubis.

DEUXIÈME TEMPS.

Moyens d'empêcher le passage des liquides dans le péritoine.

L'abdomen une fois ouvert, le chirurgien doit se préoccuper de deux choses importantes : empêcher l'issue des anses intestinales qui peuvent se trouver au-devant de l'utérus ; parer au passage du liquide amniotique et du sang dans la cavité péritonéale.

Bien qu'il soit établi depuis les recherches de Wegner que les eaux de l'amnios et le sang frais sont sans action irritante sur le péritoine, nous pensons qu'il est préférable de veiller à l'hémostase à l'aide des éponges ou des pinces à forcipressure placées sur chaque vaisseau sectionné. Cette pratique devient impérieusement nécessaire quand le liquide amniotique a baigné un fœtus putrifié.

Autrefois, la femme étant opérée sur une chaise, la position seule favorisait l'écoulement des liquides ; aujourd'hui, nous ne possédons qu'un moyen d'empêcher le passage du liquide dans le péritoine, c'est de faire appliquer fortement par un aide les parois abdominales sur celles de l'utérus et de suivre très exactement le retrait de cet organe.

Lestocquoy, d'Arras, conseille de suturer l'utérus à la paroi abdominale pour éviter cet accident.

Guéniot, dans un mémoire publié, en 1870, recommande de passer une anse métallique dans le tissu de l'utérus avant de l'inciser afin de l'amener en avant pour l'ouvrir sans danger ; c'est ce qu'il appelle *opérer hors du ventre*.

Quelques chirurgiens ont proposé aussi, pour obtenir un contact immédiat entre l'utérus et les parois abdominales, d'attirer en haut les deux lèvres œ l'incision au moyen de deux fils passés dans l'angle supérieur de celle-ci.

On peut également compléter l'effet de ces divers moyens en entourant la base de l'utérus de serviettes et d'éponges aseptiques.

Toutes ces précautions deviennent inutiles, si pour une cause ou une autre il existe des adhérences utéro-pariétales.

Winckel recommande de faire accrocher par un aide l'angle supérieur de l'incision utérine, afin de l'attirer aussi haut que possible.

Rein, de Saint-Pétersbourg, propose d'extraire l'utérus du ventre avant de l'incision ; c'est cette manière d'opérer qui est la caractéristique du procédé de Müller, de Berne. Il fut le premier, en effet, à l'appliquer sur la femme vivante, le 4 février 1878 ; Rein ne l'avait expérimentalement pratiqué que sur les animaux.

Dans le but d'empêcher l'hémorrhagie qui est quelquefois très abondante, Müller conseille de comprimer le col utérin avec un fil de fer fortement serré, avant même de pratiquer l'ouverture de l'organe ; quelques chirurgiens ont aussi proposé d'appliquer des ligatures sur les ligaments larges. De pareils désordres ne peuvent être autorisés et compris que dans les cas où l'on a l'intention de pratiquer l'amputation complète de l'utérus : aussi la modification de Müller ne tarda-t-elle pas à être repoussée par la majorité des accoucheurs.

Litzmann, de Kiel, proposa un moyen plus ingénieux qui consiste à comprimer le col utérin à l'aide d'un lien élastique.

Ce procédé paraît, d'ailleurs, avoir rencontré, en Russie, de puissants adhérents ; c'est ainsi que dans une communication qu'a bien voulu m'adresser au sujet de l'opération césarienne, M. le professeur A. de Krassowski, directeur de la Maternité et accoucheur de la Cour de Saint-Pétersbourg, je relève le passage suivant que je reproduis textuellement :

« Après avoir effectué la laparotomie, je fais sortir
« l'utérus au dehors, puis je place un cordon élastique

« autour du segment inférieur de la matrice, au-dessus
« de l'insertion du vagin en prenant la précaution qu'un
« des membres de l'enfant ou bien le cordon ombilical ne
« puisse être pris dans le nœud. Au moment ou l'assistant
« serre le segment inférieur de la matrice avec le cordon
« élastique, je tranche la paroi de la matrice d'un coup
« de scalpel. »

Ce procédé qui paraît donner, en Russie, de très beaux
résultats, n'est pas adopté par les chirurgiens français qui
lui reprochent de nécessiter une incision trop étendue et
préfèrent sectionner l'utérus sans l'extraire de l'abdomen,
mais en s'entourant de toutes les précautions que nous
venons d'énumérer.

QUATRIÈME TEMPS.

Incision de l'utérus ; extraction du fœtus et de ses annexes.

De même que l'incision des parois abdominales, celle de
la matrice se faisait autrefois à l'aide d'un rasoir ; de même
aussi elle a été pratiquée suivant des directions diverses
et en des points variés.

L'incision verticale qui est la plus ancienne, est encore
aujourd'hui généralement préférée.

L'incision transversale faite pour la première fois par
Lebas, de Mouilleron, vers la partie supérieure de l'utérus, fut reprise plus tard par Lauverjat. Levret incisait la
matrice à sa partie moyenne et *presque latérale*, mais toujours loin de son fond afin d'éviter l'hémorrhagie.

Guénin faisait l'ouverture de la matrice dans son corps
à 1 pouce 1/2 environ au-dessous de son fond, commençant par la faire suffisante pour introduire le doigt index
gauche et introduisant par dessus la pointe du bistouri
il continuait l'incision de bas en haut de la longueur

nécessaire et le plus droit possible en évitant de monter vers le fond; et dans le cas où les membranes n'étaient pas rompues il les déchirait afin d'abréger l'opération et de ne pas risquer de blesser l'enfant. Osiander incisait au contraire le segment inférieur.

C'est ce que fait de nos jours Kehrer d'Heidelberg, dans le but d'éviter l'insertion du placenta; mais, à ce niveau, les hémorrhagies sont quelquefois très abondantes et difficiles à arrêter, à cause de la rareté des faisceaux musculaires en ce point.

Cohnstein (1) propose, après avoir extrait de l'abdomen le globe utérin par le procédé de Müller, de l'inciser sur sa paroi postérieure. Ce procédé, que rien ne justifie, n'a été que très rarement mis à exécution.

Enfin Bradford (2), d'accord avec tous les accoucheurs modernes, préconise l'incision longitudinale sur le corps de l'utérus parce que cette partie de l'organe est plus contractile; elle ne doit pas s'étendre trop loin sur le col utérin parce qu'en cette région les fibres circulaires étant en majorité tendent à éloigner les lèvres de l'incision et empêchent la réunion de se faire.

Quel que soit le point de la matrice sur lequel on pratique l'incision et la direction qu'on lui donne, il est essentiel à ce moment qu'un aide applique fortement les lèvres de la plaie abdominale sur le globe utérin, afin de compléter l'action des divers moyens que nous avons fait connaître dans le chapitre précédent.

Si l'incision a été faite à la partie moyenne et supérieure de l'utérus, il peut arriver qu'au lieu de rencontrer les membranes de l'œuf, on arrive directement sur l'insertion placentaire elle-même. Dans ce cas surtout, l'hémorrhagie pourra être très abondante; c'est spécialement dans un cas de cette nature qu'on devra se féliciter d'avoir eu recours au lien élastique constricteur de Krassowski. Il

(1) Cohnstein. *Centralb p. Gynak.* 1881.
(2) Bradford, *loc. citato.*

sera néanmoins important de se hâter, en terminant rapidement la section utérine et en décollant promptement le placenta.

L'hémorrhagie ne paraît pas cependant avoir été redoutée par les anciens accoucheurs. « Dès qu'on « apercevra le délivre, dit Lauverjat, il faudra le séparer « en partie, couvrir la plaie d'un entonnoir de verre mo« dérément chaud et laisser écouler la quantité de sang « qu'on jugera nécessaire pour dégorger suffisamment « les vaisseaux utérins. Cette manière de penser est bien « éloignée de celle des auteurs qui ont écrit sur l'opéra« tion césarienne ; tous recommandent d'éviter le pla« centa dans la crainte d'hémorrhagie ; au contraire, cet « écoulement, pourvu qu'il soit modéré, obviera à l'in« flammation et à la gangrène de la matrice. Quand on « aura laissé couler la quantité de sang nécessaire au but « qu'on se propose, on glissera deux doigts entre le pla« centa et la matrice, du côté où les membranes sont le « plus près, ordinairement vers le fond de la matrice. Il « ne faut pas inciser le placenta comme le veut Baude« locque, mais seulement rompre les membranes, la sec« tion du délivre pouvant occasionner des difficultés qu'il « faut éviter. »

Au lieu de décoller le placenta, Jœrg comme Baudelocque le sectionne avec le bistouri. Sanger recommande aujourd'hui le même procédé et rejette comme inutile la ponction exploratrice proposée par Halbertsma et destinée à déterminer la situation de l'organe placentaire.

L'œuf étant ouvert, l'accoucheur saisit le fœtus par la partie qui s'offrira la première ; en effet, si l'enfant se présente par le siège, c'est la tête que l'on apercevra la première entre les lèvres de l'incision utérine ; il suffit de la soulever légèrement avec une main ou les deux selon le degré de résistance pour la dégager et l'extraire.

Dans les cas les plus fréquents, l'accoucheur ayant affaire à une présentation du sommet, il sera tout indiqué de saisir le fœtus par les pieds et de l'extraire comme dans la version pelvienne. On agirait de même, si l'on se trouvait en présence d'une présentation d'épaule.

Il peut arriver que l'extraction de la tête dernière présente quelques difficultés par suite de la contraction des lèvres de la plaie sur le cou de l'enfant. Cet accident est facile à éviter si l'on recommande à un aide d'exprimer à l'aide des deux mains le segment inférieur de l'utérns pour en chasser la tête pendant que l'accoucheur est occupé à en extraire le tronc.

Si, malgré cette précaution, le cou se trouvait resserré entre les lèvres de la plaie, Sanger recommande d'attendre un instant, puis si elles ne se relâchent pas aussitôt ou si l'incision est trop petite, de l'allonger, par le haut, avec un ciseau boutonné.

« L'extraction de l'enfant étant achevée, dit Sänger (¹),
« on réunit vivement derrière l'utérus la peau du ventre
« que l'aide a tenue jusqu'alors pressée sur cet organe,
« afin que ni le sang, ni les matières intérieures ne puis-
« sent pénétrer dans le creux de l'abdomen. On peut
« maintenant étendre une serviette antiseptique sur les
« intestins, l'utérus sera placé sur une serviette sembla-
« ble et enveloppé dedans.

« La torsion de l'utérus dans sa longueur et ensuite sa
« contraction diminuent considérablement la perte du
« sang.

« L'arrière-faix sera soigneusement détaché à l'aide de
« la main, la totalité des membranes examinée, la paroi
« intérieure de l'utérus lavée ; on peut y introduire un
« peu d'iodoforme et jusqu'à la pose des sutures, une
« éponge ou de la gaze.

En France le lavage de l'utérus est fait avec une solution antiseptique tiède ou très chaude dans les cas d'inertie de l'organe ; ce lavage devra être fait avec le plus grand soin.

(Î) Sanger. *Uber Vereinfachung der Tecknik der Kaiserschnittes,* 1886.

Quelques accoucheurs Wigand et Maygrier proposaient d'attacher le cordon ombilical à une tige de baleine et de l'entraîner au dehors, à travers le col utérin et le vagin ; ils pensaient ainsi frayer une voie plus facile à l'écoulement des lochies. Aujourd'hui, l'extraction du placenta se fait toujours par la plaie utérine et dans les cas très rares à la vérité, où les lochies s'écoulent avec peine, on fait le drainage utéro-vaginal avec un gros tube de caoutchouc antiseptique.

L'utérus une fois vidé de son contenu, le chirurgien peut se comporter envers lui de deux façons bien différentes ; il peut conserver cet organe après lui avoir fait subir un traitement spécial qui constitue la *méthode conservatrice*.

Ou bien, dans le but d'éviter les inconvénients et les dangers qui peuvent résulter pour le péritoine du voisinage et du contact de la plaie utérine, on enlève la totalité de la matrice ; c'est la *méthode radicale* ou méthode de Porro que nous étudierons dans un chapitre spécial.

CINQUIÈME TEMPS.

Traitement de la plaie utérine. — Étude des sutures.
Méthode de Sanger.

L'histoire des divers traitements de la plaie utérine peut se diviser en quatre périodes :

1° La plaie utérine est abandonnée à elle-même sans être réunie.

2° Emploi de la suture simple de l'utérus.

3° Emploi de la suture utéro-pariétale.

4° Emploi de la suture séro-séreuse.

Nous allons les étudier en détail, car c'est dans ce temps de l'opération que les progrès les plus remarquables ont été accomplis.

1° *La plaie utérine n'est pas réunie.* — Telle était le traitement fort simple employé par les anciens accoucheurs qui repoussaient absolument toute manipulation de l'utérus.

« L'enfant et l'arrière-faix étant enlevés, dit Ruleau,
« vous essuyerez promptement toutes les parties avec des
« linges fins et mollets, et vous introduirez ensuite dans
« la plaie de petites éponges fines pour absorber le sang
« et avec une autre éponge imbibée dans une solution
« astringente, vous fomenterez la matrice et les parties
« voisines. Cela fait, vous coulerez chaudement du baume
« d'arcœus et de l'huile d'hypericum mêlés ensemble au
« fond de la plaie, la matrice ayant été premièrement
« bien remise dans son lieu naturel. »

« Je n'ai garde, dit Levret, de parler de faire une suture
« à la matrice. Presque tous les chirurgiens savent que,
« outre qu'elle serait très préjudiciable, elle devient abso-
« lument inutile, à cause de la prodigieuse contracture
« qui arrive à cet organe très peu de temps après l'extrac-
« tion du fœtus. Je ne conseillerai pas non plus de remet-
« tre la matrice à sa place, car ce serait une erreur gros-
« sière et une absurdité inexcusable de croire que la
« matrice eût besoin de l'opération manuelle pour se
« replacer ou rentrer dans le bassin ; il suffit de faire dans
« sa cavité des injections tièdes de liqueurs anodines,
« douces et balsamiques ou purement délayantes. »

Rousset, Gardien et Capuron déclarent que la plaie utérine se cicatrise d'elle-même et ne réclame aucun soin.

Baudelocque aîné, Jœrg et Stein le jeune, affirment que toute intervention est inutile et que la nature suffit par ses seules forces à la cicatrisation utérine.

Tout près de nous, Cazeaux écrit dans la dernière édition de son traité d'accouchements : « La plaie de l'u-térus ne demande d'autre précaution que d'être bien nettoyée. »

Enfin, en 1870, Guéniot affirme que les sutures agissent

comme corps étrangers et exercent sur le tissu utérin des tiraillements dangereux.

Bradford lui-même, dans son travail publié en 1880, est absolument muet sur le traitement de la plaie utérine ; il recommande seulement de fermer la plaie abdominale par des sutures ou des épingles rapprochées et n'intéressant pas le péritoine.

L'utérus était donc soigneusement essuyé, débarrassé des caillots retenus à l'intérieur.

Quand la rétraction de l'organe n'était pas suffisante à rapprocher les lèvres de la plaie, on exerçait sur lui quelques frictions, ou bien on donnait de l'ergot de seigle.

En cas d'hémorrhagie, on comprimait avec les doigts les sinus béants, ou bien on avait recours à l'eau froide, la glace, le perchlorure de fer et l'acide sulfurique, ou bien encore on appliquait des ligatures comme le recommandent Ritgen, Bell et Sieboldt.

L'hémorrhagie définitivement arrêtée, on nettoyait de nouveau l'utérus et la cavité péritonéale et l'on fermait la plaie abdominale.

Mais, dans la grande majorité des cas, il arrivait que par le fait du relâchement utérin, les lèvres de la plaie s'écartaient l'une de l'autre laissant passer d'abord du sang, puis, plus tard, les lochies ; dans le premier cas, l'hémorrhagie interne devenait rapidement mortelle, dans le second, une péritonite aiguë enlevait promptement l'opérée.

C'est dans le but d'obvier à ce danger que Lauverjat, ainsi que nous l'avons vu, incisait transversalement l'utérus à sa partie supérieure, que Cohnstein le sectionnait sur sa face postérieure et que Kehrer, enfin, pratique son incision transversalement sur le segment inférieur au-dessus du cul de sac utéro-vésical, voulant ainsi utiliser l'anteflexion naturelle de l'organe pour maintenir au contact les lèvres de la plaie.

Nous n'avons pas besoin de faire voir les dangers d'une semblable pratique ; cette première période est l'une des plus lugubres et des plus meurtrières du long règne de l'opération césarienne.

L'autopsie qui suivait fatalement de très près l'opération laissait voir la plaie utérine ouverte et béante, du sang et du pus épanchés dans le péritoine et, enfin, dans quelques cas rares où la mort était plus tardive, quelques adhérences entre la plaie utérine et la paroi abdominale

2° *Emploi de la suture simple de l'utérus.* — Les sutures utérines furent, s'il faut en croire Lauverjat, employées pour la première fois, le 27 août 1769, par Lebas, de Mouilleron, qui plaça trois points de suture sur une section transversale de l'utérus et guérit son opérée.

Baudeloque cite un fait relaté dans le *Journal de Medecine* de 1770, d'un chirurgien qui ferma une incision oblique de l'utérus par trois points de suture ; l'opération réussit.

Après eux, il nous faut arriver jusqu'en 1840 pour voir Godefroy employer de nouveau la suture.

Ce chirurgien se trouvant en présence d'un utérus inerte, d'une plaie béante dans laquelle il craignait de voir s'engager une anse intestinale ou une portion d'épiplon, se décida à pratiquer trois points de suture et obtint un plein succès.

Malgaigne échoue, en 1844, mais il n'avait placé qu'un seul point de suture.

Lestocquoy, d'Arras (¹), pratiqua, en 1845, une opération césarienne à la suite de laquelle il ferma l'incision utérine par six points de suture faites avec du fil ciré dont il réunit les extrémités à l'angle inférieur de la plaie abdominale. La malade succomba le 32° jour à une perforation intestinale ; les lèvres de la plaie utérine étaient écartées l'une de l'autre, mais fixées par des adhérences à la paroi abdominale ; ce fait suggéra à Pilore l'idée de la suture utéro-pariétale.

Wrefel, de Gülsenbusch, appliqua le premier la suture

---

(1) Dusart. *Thèse de Paris*, 1867.

en Allemagne, à la suite d'une opération césarienne ; il ferma la plaie utérine par un seul point, mais il abandonna ce moyen dans ses opérations ultérieures.

Büren employa une fois aussi la suture, en 1835. Quant à la substance employée pour la pratiquer, c'était toujours du fil de chanvre ou de soie.

Ce n'est qu'en 1852 que Frank se servit, pour la première fois, en Amérique, du fil d'argent d'après les conseils de Marion Sims.

Il fut bientôt imité par Stoltz, en 1869, et par Cazin, en 1874.

En Angleterre, Baker Brown, en 1867, et Simon Thomas, en Hollande, employèrent également avec succès les sutures d'argent.

En Allemagne, le fil d'argent ne fut employé pour la première fois qu'en 1882, par Breisky de Prague.

Le crin de cheval fut utilisé également par Lungren, mais son peu de solidité le fit abandonner.

La suture élastique fut appliquée une fois aussi avec succès par Grandesso Silvestri, en 1873 ; mais le fil élastique, par sa pression continue sur le tissu utérin ne tarde pas à le couper, ce qui l'a fait définitivement rejeter.

Frappé des dangers des sutures ordinaires, Veit (de Bonn) proposa d'utiliser le catgut à cause de ses propriétés résorbables ; mais cette nouvelle substance ne justifia pas les espérances que l'on avait fondées sur elle. Sa résorption est trop rapide et le fil a souvent disparu avant que la plaie ne soit complètement réunie. Lister a essayé de rendre le catgut plus résistant en le préparant à l'acide chronique ; Kocher le traite, dans le même but, par l'huile de genièvre et l'alcool absolu. Il appartient à l'avenir de se prononcer sur la valeur de ces préparations.

Quant au nombre des points de suture appliqué par les divers chirurgiens, il varie de 1 à 10, mais il est à remarquer que plus les sutures ont été nombreuses plus les succès ont été fréquents.

La préoccupation constante des chirurgiens était de

savoir par quel moyen ils enlèveraient les fils. Les uns les coupaient ras et les abandonnaient dans le péritoine; les autres les réunissaient en faisceaux à l'angle inférieur de la plaie et exerçaient chaque jour des tractions pour hâter leur chute.

En 1848, Didot imagina de suturer l'utérus, au moyen d'une sorte de nœud coulant dont le bout situé dans la cavité utérine pendait ensuite dans le vagin.

Lestocquoy et Spencer Wells trouvèrent aussi des procédés analogues.

Mais c'est à tort qu'on se préoccupait de réserver aux sutures une voie de sortie, il est démontré aujourd'hui que les fils s'enkystent assez rapidement dans une gangue conjonctive qui les rend absolument inoffensifs; le fil d'argent et la soie phéniquées sont surtout les substances le mieux tolérées par les tissus; aussi sont-elles généralement adoptées.

3° *Emploi de la suture utéro-pariétale.* — Pillore, chirurgien à Rouen, pratiquant plusieurs autopsies de femmes mortes quelque temps après avoir subi l'opération Césarienne, remarqua que toujours il existait des adhérences entre la face antérieure de l'utérus et la paroi abdominale. La constatation de ce fait important le décida à proposer, en 1854, la suture utéro-pariétale.

Son but était d'empêcher le passage dans le péritoine des liquides provenant de la cavité utérine; à cet effet, la plaie utérine était réunie par des points séparés au tiers inférieur de la plaie abdominale, puis celle-ci était fermée dans ses 2/3 supérieurs à l'aide de la suture entortillée ou enchevillée.

Ce procédé, que son auteur n'appliqua jamais sur le vivant, donna un premier succès à Lestocquoy en 1859.

Baudon, dans ses recherches sur l'opération césarienne, en 1869, se rallie également à la suture utéro-pariétale, mais, entrant plus avant dans la voie du progrès, il décrit un procédé ingénieux mais très compliqué destiné à adosser l'une à l'autre les deux lèvres de la plaie par leur surface péritonéale.

En France, la suture utéro-pariétale fut employée par le professeur Tarnier dans deux cas difficiles qui ne furent pas suivis de succès.

En Angleterre, elle subit d'importantes modifications entre les mains de Braxton Hicks et Barnes.

« J'ai proposé, dit Robert Barnes (¹), une suture qui « répond, je crois, à toutes les indications. Un fil d'argent « mince est le meilleur pour cette suture. L'aiguille, « munie de son fil est portée perpendiculairement à tra- « vers la paroi utérine, à 12 millimètres à peu près du « bord de la plaie, dans la direction de la commissure « supérieure de l'ouverture, afin d'entrer au-dessus des « sinus qui donnent du sang. Puis on passe le fil en arrière, « à travers la paroi utérine, de dedans en dehors, au- « dessus des sinus. On a ainsi une anse sur la partie « interne de la plaie. Quand on tire sur les deux extré- « mités du fil, on comprime les sinus, un peu comme le « fait l'acupressure de Simpson. Puis on fait de même sur « l'autre côté de la plaie en faisant passer l'anse de ce « point de suture dans l'anse du premier.

« On a ainsi deux anses qui s'embrassent l'une l'autre « et dont les quatre bouts sont prêts à être passés dans les « parois abdominales : avant d'en venir là, il faut passer « un fil sur l'entre-croisement de ces deux anses et le « faire sortir par le col et le vagin pour l'amener au « dehors ; cela se fait facilement au moyen d'un stylet « aiguillé. Ce fil intérieur servira à l'enlèvement de la « suture quand le temps en sera venu. On peut mainte- « nant unir la plaie abdominale à la plaie utérine. Les « quatre bouts des sutures utérines sont passés à travers « la plaie abdominale, en croix ; c'est-à-dire que les deux « bouts de droite sont passés à gauche et vice-versa ; il « en résulte que quand on tire les fils et qu'on les fixe à « l'extérieur, non seulement l'utérus demeure au contact

---

(1) Robert Barnes. *Leçons sur les opérations obstétricales.* — Londres 1869.

« de la paroi abdominale, mais que la plaie utérine est
« fermée. Pour éviter un tiraillement qu'amènerait la
« diminution de volume de l'utérus, il est bon de passer
« les fils à un niveau plus bas, dans les parois abdomi-
« nales, que celui où ils sont dans les parois utérines.

« Il ne faut pas serrer les sutures utéro-abdominales
« avant que les sutures abdominales proprement dites
« soient en place. Quand on est prêt à fermer la plaie
« abdominale, on peut fixer les sutures utéro-abdomi-
« nales. Si, au deuxième ou au troisième jour, il se pro-
« duit un peu de tiraillement, on peut relâcher les sutures
« utéro-abdominales, qu'on a eu la précaution de laisser
« plus longues que les autres pour les reconnaître. Pour
« enlever les sutures utéro-abdominales, ce qui peut se
« faire le septième ou le huitième jour, faites tirer douce-
« ment par un aide sur le fil-guide qui sort du vagin,
« pendant qu'un doigt de la main gauche le tient jusqu'à
« son entre-croisement avec les fils utérins que l'on coupe
« avec des ciseaux, manœuvrés de la main droite. On
« retire alors les fils, en tirant doucement sur les bouts
« qui sont sur la paroi abdominale. »

Telle est la suture de Robert Barnes; en raison de l'importance de ce procédé qui nous paraît très ingénieux, et
nous a semblé nécessaire de citer textuellement la des-
cription de l'auteur.

En Allemagne, la suture utéro-pariétale fut également
défendue par Martin et Olshausen qui en louent l'efficacité.

Frank ([1]), de Cologne, imagina et décrivit pour la première fois, en 1881, un procédé destiné à isoler également
la plaie utérine de la surface péritonéale. Il conseille de
réunir le bord du ligament large d'un côté à celui du
ligament large de l'autre côté à la partie supérieure et
plus bas, dans la partie où ces ligaments divergent, à la
plaie abdominale, de la façon suivante :

En haut, la plaie abdominale serait réunie, elle ne
resterait béante qu'à sa partie inférieure ; c'est dans cette

---

(1) Frank. *Centralblatt f., Gynakologie*, 1881, n° 25.

partie seulement que les bords libres des ligaments larges seraient unis aux lèvres correspondantes de la plaie abdominale. Les deux ligaments larges constitueraient ainsi une tente dont les deux parois convergeraient en haut, s'ouvriraient en avant et en bas dans l'hiatus de la paroi abdominale. La cavité circonstrite entre les ligaments larges ainsi suturés ferait largement communiquer la cavité utérine avec l'extérieur. Elle pourrait être facilement drainée, nettoyée, lavée par des injections antiseptiques. Mais on voit bien que cette cavité est ouverte en haut dans toute la distance qui sépare l'insertion des ligaments larges, en bas suivant le cul de sac utéro-vésical, au point où les ligaments larges divergent et permettent au ligament rond de s'introduire à travers l'orifice inguinal interne. Il pratique, de plus, les sutures de l'utérus à la partie supérieure de la plaie de cet organe et conseille vivement le drainage abdomino-utéro-vaginal et péritonéo-vaginal antérieur.

Il termine, en conseillant le pansement occlusif de la région ano-vulvaire, le maintien d'une sonde à demeure dans la vessie et l'irrigation phéniquée de la cavité utérine par le bout supérieur du drain.

Cette opération compliquée ne répond donc pas à l'indication d'interrompre toute communication entre la cavité utérine et la cavité abdominale. Dans le seul cas où elle a été tentée, la femme a succombé.

Enfin Sanger, dans son premier mémoire sur l'opération césarienne, préconise un procédé qui a sur les précédents l'avantage de réunir la plaie utérine par première intention.

Après l'avoir fermée par une suture spéciale que nous décrirons plus loin, il replace la matrice dans l'abdomen et la fixe par des points séparés au *péritoine pariétal seul*, de telle sorte que les deux feuillets du péritoine sont au contact l'un de l'autre. Le pansement se termine par la mise en place d'un drain à l'angle inférieur de la plaie et d'un autre utéro-vaginal.

Dans les cas où l'on redoute la suppuration ou la gangrène de la plaie utérine, Sanger conseille de la laisser à découvert en ne fermant pas la plaie abdominale excepté à la partie supérieure seulement.

4° *Emploi de la suture séro-séreuse, méthodes de Sanger, Kehrer et Léopold*. — La suture séro-séreuse laisse bien loin derrière elle par ses nombreux avantages toutes celles que nous avons décrites ; elle constitue, pour le moment du moins, le dernier mot du progrès dans l'exécution de l'opération césarienne.

Par elle, on obtient une occlusion complète de la plaie utérine, sa réunion rapide et par première intention et comme conséquence l'impossibilité du passage des lochies dans la cavité péritonéale.

C'est Van Aubel [1], en 1862, qui eut le premier l'idée de réunir la plaie utérine en adossant le péritoine à lui-même.

Il dissèque le péritoine viscéral en le laissant doublé d'une mince couche de substance musculaire ; il forme ainsi sur chaque bord de la plaie utérine un petit lambeau péritonéal d'un demi centimètre de largeur qu'il renverse en dedans et suture en l'adossant à celui du côté opposé, dans le but d'obtenir une inflammation adhésive.

Puis, Martino, d'Avanzo, Dusart, en 1867, Baudon, en 1869, Cazin, en 1875 et enfin Lungren et Baker, en Amérique, publièrent des mémoires dans lesquels ils recommandent le principe de l'adossement des deux surfaces péritonéales pour réunir promptement la plaie utérine.

Enfin, en 1882, parurent, à peu de distance l'un de l'autre, deux mémoires importants sur la question ; *d'abord*, celui de Sanger, de Leipzig [2] ; *ensuite*, celui de Kehrer, d'Heidelberg [3].

(1) *Bulletin de l'Académie de médecine de Bruxelles*, 1862.
(2) Sanger. *Der Kaiserschnitt bei uterus fibromen nebst vergleichender methodik der sectio cæsarea und der Porro opération.* — Leipsig, 1882.
(3) Kehrer. *Ueber ein modifizirtes Verfahren beim Kaiserichnitte*, 1882.

Il importe de trancher ici d'une façon définitive la question de priorité encore pendante entre ces deux chirurgiens ; on ne saurait contester que celle-ci appartient d'une façon indubitable à Sanger. En effet, sa grande monographie a été publiée avant le premier mémoire de Kehrer, dans lequel on retrouve, d'ailleurs, des conclusions incontestablement puisées dans le travail de l'accoucheur de Leipzig. Nous commencerons donc par décrire d'une façon détaillée la méthode si heureusement préconisée par Sanger, renvoyant à sa suite les modiflcatiions qui y ont été apportées par Kehrer et Léopold.

Méthode de Sanger. — Le principe fondamental de cette méthode repose sur les points suivants, dont la haute importance n'échappera à personne ; occlusion complète de la plaie utérine et sa réunion par première intention ; séparation absolue des cavités utérine et abdominale, impossibilité matérielle du passage du sang, du pus ou des loches dans la cavité péritonéale.

Tel est le problème que Sanger s'était posé et dont l'heureuse solution est venue couronner ses efforts.

Nous allons voir par quels moyens il satisfait à ces diverses indications.

Il est inutile de revenir sur ce qui a été déjà dit au sujet du premier temps de l'opération, incision sur la ligne blanche, incision de l'utérus au tiers moyen de sa hauteur, hémostase préliminaire et précautions antiseptiques.

Le fœtus et ses annexes étant extraits de la cavité utérine, selon les règles que nous avons antérieurement posées, le traitement de la plaie utérine commence. C'est ce temps de l'opération qui constitue à lui seul cette excellente méthode ; nous le subdiviserons en deux phases :

1° La préparation de la plaie ;

2° La pose des sutures.

Préparation de la plaie. — Si, un hasard heureux fait que sous l'influence d'une rétraction uniforme des diverses

couches musculaires de l'utérus, les deux lèvres de la
plaie s'accolent exactement, ou si elles peuvent être facilement affrontées par une douce pression des deux mains,
la préparation de la plaie n'est pas nécessaire.

Si, au contraire, ce qui est plus fréquent, les lèvres de
la plaie restent éloignées l'une de l'autre et renversées en
dehors, il est absolument indispensable de faire ce que
Sanger (¹) appelle avec raison, *la préparation de la plaie.*

Elle comprend à son tour deux temps : la dissection du
péritoine ; la résection de la musculaire,

A. *Dissection du péritoine.* — Elle doit être pratiquée
avec le plus grand soin ; la réussite de l'opération en
dépend ; la dissection commence à l'angle supérieur de la
plaie pour se terminer à son angle inférieur; les deux
lèvres de l'incision utérine seront traitées de la même
façon.

Le péritoine est détaché à un millimètre au-dessous de
sa face profonde et sur une largeur de 3 à 5 millimètres,
jamais plus. Cette dissection se fait à l'aide d'une pince à
griffe et d'un bistouri horizontalement tenu.

B. *Résection de la musculaire.* — Après que la séreuse
a été disséquée et que l'on a ainsi formé sur les deux
lèvres de l'incision utérine un petit lambeau péritonéal,
il arrive le plus souvent que les couches musculaires sous
jacentes se rétractent. S'il en est ainsi, le petit lambeau
de séreuse formé par la dissection devient libre par sa
face inférieure et la résection musculaire est inutile. Si, au
contraire, la rétraction ne se fait pas ou est insuffisante,
on coupe sur les deux lèvres de la plaie une tranche musculaire de 2 à 3 millimètre d'épaisseurs ; cette tranche
aura la forme d'un prisme triangulaire à base regardant
la séreuse et à sommet dirigé sur la cavité utérine. On
doit enlever une plus grande épaisseur de tissu musculaire
laire vers le milieu de l'incision qu'à ses deux extrémités,

---

(1) Sanger. *Uber Vereinfachung der Technik der Kaisersnittes.*
Leipzig, 1886.

de telle sorte que la partie enlevée aura la forme d'une *tranche de melon*. Si la rétraction, nulle dans certains points, s'est effectuée suffisamment dans d'autres, on pourra ne pratiquer l'incision que d'un seul côté ou même sur les seules parties trop saillantes ; pourvu que les deux lambeaux séreux soient libres et les surfaces musculaires sous-jacentes bien affrontées, cela suffit.

Dans quelques expériences faites sur des femmes mortes plusieurs heures après l'accouchement, Sanger a essayé un procédé fort simple qui a l'avantage de supprimer à la fois la dissection péritonéale et la résection musculaire.

Dans ce but, il incise la séreuse perpendiculairement à sa surface, à 3 ou 4 millimètres des bords de la plaie et sur toute sa longueur ; il a soin que l'incision n'intéresse que le péritoine et à peine la musculaire sous-jacente, puis il tire avec une pince sur ce petit lambeau qui se laisse ainsi facilement replier en dedans. Il pratique alors une suture particulière qu'il nomme *suture avec rabattement*.

Il résulte donc des détails dans lesquels nous venons d'entrer, qu'on peut pratiquer les sutures *avec* ou *sans* préparation de la plaie et qu'on pourra choisir entre la *dissection simple* de la séreuse, la *dissection suivie de résection* de la musculaire, et l'*incision péritonéale parallèle* aux bords de la plaie sans résection de la musculaire.

De la pose des sutures utérines. — La méthode de Sanger se distingue de ses devancières en ce qu'elle comporte deux plans de suture utérines : les profondes et les superficielles.

Les sutures profondes doivent être au nombre de 8 à 10 ; il est nécessaire qu'elles traversent la couche musculaire sans toucher la muqueuse qui doit demeurer absolument intacte ; elles seront faites avec un fil d'argent, ou à défaut avec un fil de soie antiseptique,

L'opérateur saisit le porte-aiguille, portant une aiguille munie d'un fil d'argent, et l'enfonce obliquement dans le tissu utérin à un centimètre des bords de la plaie, de façon à la faire ressortir un peu au-dessus de la face profonde de la muqueuse. L'aiguille pénètre ensuite dans la lèvre opposée de l'incision utérine en suivant un trajet semblable à celui qu'elle a suivi dans l'autre lèvre. En évitant ainsi de traverser la muqueuse, on isole complètement la cavité utérine dont les sécrétions ne peuvent pas arriver dans la cavité péritonéale.

Quand les fils sont tous appliqués, on les serre en les tordant trois fois, puis on coupe ras l'extrémité qu'on recourbe ensuite sur elle-même pour qu'elle ne pique pas les organes voisins.

Les parties profondes étant ainsi solidement réunies on procède à l'application des sutures superficielles ou séreuses.

Elles doivent être placées dans l'intervalle des sutures profondes ; leur nombre varie entre 16 et 30.

L'opérateur tenant une aiguille chargée d'une soie phéniquée, la fait pénétrer à un millimètre des bords de l'incision utérine, puis elle ressort à la partie interne de la surface de section en traversant de dedans en dehors le petit lambeau péritonéal qui a déjà été rabattu dans la plaie à l'aide d'une pince au moment de l'application des sutures profondes ; enfin, l'aiguille suit un trajet inverse dans la lèvre opposée ; elle traverse donc deux fois la séreuse de chaque côté selon la méthode de Lembert.

On serre ensuite tous ces fils et l'accolement des feuillets séreux dans la plaie est aussi complet que possible. Ayant ainsi achevé la suture, on coupe les extrémités des fils et on enlève le lien élastique que l'on avait placé sur le col utérin. Si, au moment où la circulation se rétablit, il se produit en quelques points un suintement sanguin, il suffira d'appliquer quelques nouveaux points de suture superficielle pour l'arrêter rapidement. On essuie ensuite l'utérus, puis on le lave avec une forte solution antiseptique ; la suture est légèrement saupoudrée d'iodoforme.

L'utérus se trouve ainsi complètement refermé ; et sa

cavité absolument indépendante de la cavité péritonéale ; les deux surfaces péritonéales sont, en général, réunies au bout de quelques heures et les couches profondes au bout de quelques jours.

On procède ensuite à une toilette minutieuse du péritoine pour enlever toutes les parcelles étrangères qui pourraient le souiller.

Enfin, l'incision abdominale sera fermée par une suture de fils de soie, saupoudrés d'iodoforme et recouverts d'une mince compresse de cérat.

La malade sera reportée dans son lit et son ventre recouvert d'une vessie de glace.

Telle est la méthode de Sanger à laquelle on doit aujourd'hui de si magnifiques succès. Grâce à elle, l'opération césarienne a cessé d'inspirer une légitime terreur ; elle est devenue une opération praticable et classique qui a rendu déjà de bien grands services.

Méthode de Kehrer. — Cette méthode, imitée de celle de Sanger, en diffère cependant par quelques points importants. Le chirurgien d'Heidelberg sectionne l'utérus transversalement au niveau de son segment inférieur, ainsi que nous l'avons déjà dit ; puis, après l'avoir débarrassé de son contenu, fœtus et ses annexes, il pratique deux rangées de sutures.

Les sutures profondes pénètrent au-dessous du lambeau péritonéal, qui a été disséqué selon la méthode de Sanger, puis elles traversent toute la couche musculaire et la muqueuse elle-même ; cette première rangée de fils étant serrée pour réunir les couches profondes, Kehrer réunit par une suture à la soie les deux lambeaux de la séreuse après les avoir adossés l'un à l'autre.

En résumé, tandis qu'avec Sanger les sutures profondes traversent toute l'épaisseur des parois utérines *sauf la muqueuse*, avec Kehrer elles traversent, au contraire, cette même épaisseur, à l'*exception* de la séreuse qui n'est que très faiblement réunie par les sutures superficielles.

Les fils pénètrent donc ici dans la cavité utérine, les liquides qui y sont sécrétés peuvent donc les suivre jusqu'au-dessous du feuillet péritonéal suturé, s'y accumuler et produire des décollements de la plus haute gravité.

Telles sont les modifications que Kehrer prétend avoir mises deux fois en pratique, mais une seule fois avec succès. Nous n'avons pas besoin de dire qu'il s'entoure de toutes les précautions antiseptiques et qu'il place plusieurs drains à l'angle inférieur de la cavité abdominale pour assurer l'écoulement des liquides péritonéaux.

Malgré tout, Kehrer n'a pas trouvé d'imitateurs et sa méthode n'a pas tardé à tomber dans le plus complet discrédit.

Méthode de Léopold (¹). — Les modifications proposées par le chirurgien de Dresde ont pour objet de simplifier la méthode de Sanger, en supprimant la résection de la musculaire, et la dissection de la séreuse. Il rejette la préparation de la plaie comme absolument inutile, persuadé que l'affrontement très exact des diverses couches des lèvres de l'incision est toujours possible par le fait de la rétraction musculaire qui ne manque jamais de se produire au bout de quelques instants.

Quant à la dissection de la séreuse, Léopold l'abandonne également; il prétend que de légères tractions font glisser suffisamment la tunique péritonéale sur les couches sous jacentes pour qu'on puisse aisément la replier en dedans et la fixer au moyen de la suture de Lembert. Sanger a fait à ce sujet quelques expériences sur le cadavre et déclare parfaitement praticable la modification proposée par Léopold.

---

(1) Léopold. *Zwei weitere glückliche Kaiserchnitte*, 1884.
Ein Keiserschnitt mit Uterusnacht nach Unterminirung der serosa und resection der muscularis, 1884.

SIXIÈME TEMPS.

Traitement consécutif: chirurgical et médical.

Il consiste d'abord à nettoyer la séreuse et à la débarrasser, au moyen d'éponges aseptiques, des gouttelettes liquides (sang ou liquide amniotique) qui peuvent la souiller ; elle doit être faite à la fois rapidement et soigneusement. Il faut ensuite s'opposer à la stagnation des liquides pathologiques qui ne tarderont pas favoriser leur écoulement; ce résultat important s'obtenait autrefois par le drainage.

Il a été pratiqué de tout temps ; en effet, les anciens chirurgiens satisfaisaient à cette indication en engageant dans l'angle inférieur de la plaie abdominale un séton ou une tente de charpie.

En 1659, Ruleau employait, dans ce but, un cierge creux (entouré d'un linge blanc et mollet et enduit de miel rosat) qu'il introduisait dans le canal utéro-vaginal et qui servait à l'écoulement des lochies.

Avec Chassaignac on eut recouru aux tubes de caoutchouc, puis avec Hegar, on se servit de tubes de verre à extrémité recourbée et de petit diamètre, dans lesquels les liquides utérins et vaginaux pénétraient par *capillarité*. Les drains ont été successivement placés dans le péritoine, dans l'utérus et le vagin ou à travers les trois cavités à la fois.

Aujourd'hui, grâce aux perfectionnements modernes, le drainage serait un contre sens. En effet, on s'attache à fermer hermétiquement les plaies utérine et vaginale dans le but d'obtenir une réunion immédiate et sans suppuration; le drainage serait non seulement inutile, mais il serait un obstacle au but qu'on se propose d'atteindre. Nous pensons donc que grâce aux moyens dont nous disposons pour empêcher l'épanchement des liquides au

moment de l'incision utérine, et aux résultats merveil-
leux fournis par la réunion immédiate, la toilette du
péritoine et le drainage sont destinés à disparaître du
manuel opératoire.

Le chirurgien doit ensuite s'occuper de réunir la plaie
abdominale ; c'est ce qu'on nomme encore *le traitement
chirurgical.*

Dans les premiers temps de l'opération césarienne ou
employait les bandelettes agglutinatives que l'on appliquait en grand nombre ; elles formaient par leur surper-
position, une sorte de cuirasse impénétrable, mais au-
dessous d'elles les lèvres de la plaie restaient bien souvent
écartées.

Lauverjat n'approuve pas le pansement abdominal.

« Des inconvénients dangereux, dit-il, résultent du
bandage unissant par la pression qu'il exerce des deux
côtés du bas ventre ; non seulement il diminue la capacité
abdominale et empêche les parties qui ont été gênées
pendant la grossesse de reprendre leur place, mais il
devient encore expulsif des intestins ; il gêne la matrice
engorgée et devenue plus volumineuse en la tenant au
milieu du ventre il l'oblige à se porter vers la plaie. On
lui substitue donc un bandage simplement contentif ; les
emplâtres agglutinants sont inutiles et la gastrorrhaphie
dangereuse. »

Plus tard on se servit de la suture entrecoupée ou
enchevillée pratiquée avec du fil de chanvre puis de la
soie, de l'argent et enfin du catgut.

Nous mentionnerons d'une façon spéciale le procédé
bizarre de suture employé par Guénin en 1750. Il consistait en une suture continue et bouclée que l'on pouvait
facilement défaire de façon à ce que, en cas d'hémorragie,
on put introduire rapidement la main dans le ventre pour
enlever les caillots et au besoin malaxer l'utérus.

Voici comment Guénin ([1]) décrit lui-même son procédé :

---

(1) Guénin, *loc. cit.*, 1750.

« Après avoir essuyé avec de petits linges le sang
« répandu, bassiné d'eau tiède toutes les parties et placé
« de niveau les muscles et les téguments je pris mes
« aiguilles et je fis la suture dans le bas de la plaie
« en faisant un point de chaque aiguille, de dedans en
« dehors, et ôtant une des aiguilles j'en laissais pendre
« l'excédent d'un tiers sur l'aîne, ne laissant qu'un nœud
« à boucle pour l'arrêter seulement et le défaire quand je
« voudrais, en tirant le bout à peu près comme on fait pour
« celui d'un lacet de corps baleiné. Puis prenant de la
« main droite l'aiguille restante et passant le doigt index
« de la main gauche sous les muscles et téguments mis
« de niveau, je fis la suture en continuant de passer mes
« aiguilles de dedans en dehors, de chaque côté et jus-
« qu'en haut faisant un point de plus pour arrêter la
« suture par un deuxième nœud à boucle sans en couper
« l'excédent, en observant pendant tous les points de
« suture de faire contenir les deux côtés de la plaie pour
« ne pas faire souffrir la malade et éviter l'éraillement.
« Ensuite je bassinai de vin tiède mêlé d'un peu d'eau-
« de-vie la circonférence de la plaie, j'appliquai un plu-
« maceau imbibé de cette liqueur sur la suture ainsi que
« la compresse longitudinale que je posai par dessus.
« Ensuite, les deux compresses carrées droite et gauche
« distantes de 4 à 6 lignes les unes des autres afin qu'en
« faisant la circulaire de la bande elles pussent être
« approchées l'une contre l'autre. Je fis à chacune de
« celles des côtés, un renversé de repli de la cuisse sur le
« bas ventre, j'appliquai une portion de la bande sur les
« reins, puis prenant de chaque main un chef de la bande
« en les déroulant jusqu'à la ligne blanche, je passai
« l'une à travers de l'autre par l'ouverture faite dans un
« milieu pour la rendre unissante. Je commençai le pre-
« mier doloir à la partie moyenne et supérieure de la
« plaie, le deuxième sur le bas, le troisième sur le haut
« allant presque sur l'ombilic, observant de percer la
« bande dans son milieu, aux deux derniers tours et tou-

« jours sur la plaie, ne serrant chaque tour que pour unir
« et servir de maintien tant à la suture qu'aux trois com-
« presses ; j'arrêtai enfin les deux chefs de la bande sur
« les côtés. »

Barnes voulait que la plaie utérine soit immédiatement
et complètement fermée ; Stoltz, au contraire, préfère que
l'on ménage à la partie inférieure une ouverture pour le
passage des liquides et du pus qui pourrait se former
dans la cavité péritonéale. Le premier pansement ne
devait être fait que le troisième ou le quatrième jour, à
moins de circonstances particulières. Dans les cas heureux
où la réunion se faisait par première intention, on enlevait le quatrième jour les sutures superficielles, le cin-
quième jour les profondes ; l'angle inférieur de la plaie
devait être maintenu ouvert jusqu'à cessation de tout
écoulement.

Mais quelle que soit la suture que l'on employait, la
nécessité de laisser passer les fils des sutures utérines par
l'angle inférieur de la plaie abdominale empêchait toujours l'occlusion complète de celle-ci.

C'est, d'ailleurs, en ce point aussi que *s'établissait la
suppuration* que les anciens chirurgiens regardaient
comme un heureux présage de succès.

Aujourd'hui, la plaie abdominale est réunie, ainsi que
nous l'avons vue, par des sutures de soie, au nombre de 30
environ, puis on applique un pansement de Lister ou une
compresse enduite de cérat et saupoudrée d'iodoforme.

L'opérée étant ainsi pansée et rapportée dans son lit,
le traitement médical commence.

Autrefois, la malade était couchée du côté de l'incision
les fesses un peu relevées, les cuisses fléchies et liées,
quand celle-ci était latérale ou sur le dos si l'incision
était médiane.

C'est cette dernière position qui est aujourd'hui
adoptée.

La patiente sera étendue sur un lit peu dépressible et
soigneusement chauffé. On placera sous ses genoux un

coussin, de façon à maintenir ses jambes dans une demi flexion ; il a le double avantage de maintenir l'immobilité du corps et le relâchement des parois abdominales. La chambre devra être spacieuse, bien aérée, silencieuse, la température y sera maintenue à 18° ; des boules d'eau chaude seront placées aux pieds et aux côtés de la malade pour la réchauffer rapidement.

S'il survenait des nausées ou des vomissements, la garde expérimentée, chargée de la malade, devrait appuyer ses deux mains sur les parois abdominales pour les immobiliser et les contenir. Il faudrait supprimer l'ingestion de tout aliment et même de tout liquide et se borner à faire gargariser l'opérée avec un peu d'eau glacée ; le repos le plus complet sera de rigueur.

Frank et Fort (de Montevideo) recommandent de placer dans la vessie un long tube de caoutchouc qui se rend à un récipient placé sur le lit ; de cette façon, la vessie se trouvant toujours vide n'exerce aucun tiraillement sur les organes pelviens et l'antisepsie a tout à y gagner.

On peut se borner à pratiquer le cathétérisme chaque six heures comme le veut Kæberle ; le repos intestinal sera obtenu par des pilules d'opium ou des piqûres de morphine.

Le vagin sera lavé trois fois par jour à l'eau phéniquée forte et la vulve recouverte de compresses imbibées de la même solution. Les vomissements ayant cessé, la malade sera alimentée pendant les trois premiers jours, à l'aide de liquides (bouillon, lait, champagne, café, thé, cognac). Le premier pansement ne doit être fait que le septième ou le huitième jour.

Souvent il se déclare du météorisme, le diaphragme est refoulé et la respiration peut se trouver sérieusement compromise ; pour remédier à cet accident, s'il résiste aux opiacés, on introduit une sonde dans le rectum ou dans l'œsophage pour donner issue aux gaz ; on peut également, en cas d'insuccès, pratiquer l'entérocentèse à l'aide d'un trocart capillaire.

Il peut survenir aussi du hoquet et des vomissements ; Stoltz combat ces accidents par la diète, les antispasmodiques, les douches d'éther, les boissons glacées et le sulfate de quinine.

Metz, de Berlin, recommande l'application de la glace intus et extra immédiatement après l'opération et pour prévenir les accidents inflammatoires jusqu'à ce qu'ils ne soient plus à redouter.

Dans tous les cas, il faut veiller à ce que les pièces du pansement ne soient pas trop serrées et n'ajoutent pas à la gêne respiratoire ; Sanger a l'habitude de les fixer à l'aide de bandelettes agglutinatives qui, glissant sur la peau à mesure que l'abdomen se dilate, ne peuvent causer aucune constriction nuisible.

Le vagin a été soigneusement désinfecté avant l'opération, la porte est donc également fermée de ce côté encore à la septicémie ; si cependant les lochies devenaient fétides, on ferait des injections antiseptiques biquotidiennes avec une solution d'acide phénique, de sublimé ou mieux encore de sulfate de cuivre (15/1000), ainsi que Charpentier l'a si justement recommandé.

Pendant toute la durée de la convalescence, qui est de cinq à six semaines, le régime de la femme doit être très étroitement surveillé ; le moindre écart pouvant être fatal.

Il est prudent enfin de faire porter ensuite aux malades une ceinture pendant plusieurs mois.

En résumé, dans l'opération césarienne, la réussite dépend autant des soins consécutifs que de l'opération elle-même ; aussi répèterons-nous avec Spencer Wells : « C'est dans l'attention qu'on apporte aux détails les plus « minutieux et dans l'observation des effets funestes qui « résultent de l'inobservance de l'un d'eux que le prati- « cien apprend à connaître leur importance et voit com- « bien son succès dépend de la façon intelligente et atten- « tive avec laquelle on a suivi ces préceptes. »

CHAPITRE II.

MÉTHODE RADICALE.

De l'opération de Porro et de Freund.

Les résultats désastreux donnés par l'opération césarienne, telle qu'on la pratiquait autrefois, avant la modification de Sanger, poussèrent quelques chirurgiens a supprimer la plaie utérine en enlevant la totalité de la matrice.

Les premiers essais dans ce sens remontent à Cavallini (1768), Blundell (1823), Geser (1862), Fogliata (1874) et Rein (1876), qui, tous cinq, tentèrent l'ablation de l'utérus, non sans quelques succès, sur des femelles gravides d'animaux.

En 1868, Horace Storer, de Boston, se trouvant après une section césarienne en présence d'une hémorrhagie incoërcible, fut *contraint* d'enlever l'utérus ; c'est la première opération pratiquée sur la femme vivante.

En 1874, le professeur Edouard Porro, de Paris, commença des expériences sur des lapines en état de gestation ; la plupart de ces animaux survécurent à l'extirpation de l'utérus.

Ce n'est cependant qu'en 1876 que Porro [1] pratiqua volontairement la première hystérectomie post césarienne sur une femme à terme, mais rachitique et dont le diamètre sacro-pubien mesurait 4 centimètres. Ayant ouvert l'abdomen et l'utérus, il enleva cet organe après en avoir extrait un enfant vivant.

(1) Eduardo Porro. *Dell'amputazione utero ovarica come complemento di taglio cæsareo.* — Milano, 1876.

La méthode antiseptique ayant été rigoureusement suivie, la femme fut rétablie un mois après l'opération.

Ce succès fit grand bruit dans le monde médical, mais personne n'osa, pendant plusieurs années, entreprendre une opération si audacieuse.

Ce n'est qu'en 1877, que Spaeth et Brauns, de Vienne, pratiquèrent pour la première fois l'opération avec succès, puis, en février 1878, Fochier, de Lyon, répéta heureusement pour la mère et pour l'enfant l'opération du chirurgien de Pavie. Peu de jours après, M. le Professeur Tarnier pratiquait, à Paris, avec son talent habituel, la seconde opération de Porro : mais l'enfant avait succombé avant l'opération et la mère mourut de septicémie.

Ces quelques succès encouragèrent les accoucheurs et l'opération fut pratiquée nombre de fois en Italie, en Allemagne, en Autriche et en Russie. C'est ainsi que, en janvier 1885, le Dr Godson (¹), médecin consultant à la Maternité de Londres, pouvait en réunir 169 cas, ainsi répartis.

1° Vraie opération de Porro, 152 cas ;

2° Amputation utéro-ovariennes pendant la grossesse, mais avant que le fœtus fut viable et comptées comme de vraies opérations, 10 cas ;

3° Opération pour extraire le fœtus de la cavité abdominale par la laparotomie suivie de l'amputation de l'utérus et des ovaires après rupture de l'utérus, 7 cas.

L'opération de Porro ne doit être entreprise, d'après Baudon, que dans les deux cas suivants :

1° S'il y a une rupture irrégulière et étendue de l'utérus, rendant impossible l'application des sutures ;

2° Si l'utérus est le siége d'une tumeur étendue fibreuse ou autre, s'opposant à l'accouchement ou constituant un danger sérieux pour la femme,

En dehors de ces deux circonstances, c'est à l'opération césarienne, pratiquée suivant le procédé de Sanger, que l'on doit avoir recours.

---

(1) Clément Godson. Statistique de l'opération de Porro. *British med. s.*, 17 Janvier 1885.

Pour Mangiagalli ([1]), de Sassari, l'opération de Porro doit aussi être préférée dans le cas de cancer inopérable ainsi que dans les fibro-myomes s'il y a possibilité d'extraire la tumeur et de constituer le pédicule ; dans les rétrécissements extrêmes du bassin, afin de supprimer le danger d'une conception ultérieure ; dans les hémorrhagies incoërcibles ; lorsqu'on soupçonne le développement dans l'utérus de produits septiques ; quand dans l'extraction du fœtus les bords de la plaie auront été déchirés ; quand enfin, le cours des lochies est entravé par des rétrécissements cicatriciels du vagin, du col, etc.

D'après Martin ([2]), de Berlin, l'opération de Porro ne doit être pratiquée que lorsqu'il n'y a pas d'espoir de nouvelle gestation ou lorsque la lésion utérine par sa nature et par son siége voue la malade à une mort certaine.

Le manuel opératoire se confond avec celui de l'opération césarienne ; il comprend quatre temps :

1° L'incision de la paroi abdominale ;
2° L'incision de l'utérus et l'extraction du fœtus ;
3° L'amputation de l'utérus et la formation du pédicule;
4° Pansement.

Les détails dans lesquels nous sommes entrés au sujet du manuel opératoire de la section césarienne, nous permettent de passer rapidement sur les deux premiers temps de l'opération de Porro ; nous nous étendrons davantage sur les deux derniers.

1° *Incision de la paroi abdominale.* — Elle doit être faite suivant les règles qui ont été posées à propos de l'opération césarienne ; c'est-à-dire qu'elle doit être pratiquée sur la ligne blanche et avoir 16 centimètres de longueur.

En 1882, M. Lucas Championnière, proposa de faire l'incision de telle sorte que l'ombilic correspondît à son

---

(1) Mangiagalli. *Die neueren modifikationen der Kaiserschnittes Centralb. f. Gynock*, n° 4. Janvier 1885.
(2) Martin. Congrès de Washington, 1887.

milieu ; de cette façon, l'utérus serait ouvert à sa partie supérieure et les 2/3 supérieurs de l'organe seraient seuls incisés ; il en résulterait un pédicule beaucoup plus long et moins sujet à ces tiraillements douloureux auxquels on attribuait bien souvent l'hystérie, l'épilepsie et le tétanos, désordres qui, en réalité, résultent de la lésion des plexus importants contenus dans le bassin.

Nous repoussons, pour notre part, le procédé de Lucas Championnière qui expose à l'issue de nombreuses anses intestinales.

D'ailleurs, Porro, lui-même, donne la préférence à l'incision césarienne classique.

2° *Incision de l'utérus et extraction du fœtus*. — Elle doit se faire d'après les règles que nous avons déjà indiquées après avoir pris les précautions nécessaires pour empêcher l'hémorrhagie, application du lien élastique sur le col utérin, serviettes antiseptiques, pression très exacte des lèvres de l'incision abdominale contre le globe utérin.

L'incision sera donc faite *in sitû* ; nous repoussons ici avec Tarnier et Lucas-Championnière, Spaeth, Wasseige, Tibone. Chiara, et Carl Braun, le procédé de Muller et celui de Guéniot qui consistent, ainsi que nous l'avons vu, à extraire l'utérus de la cavité abdominale avant de l'inciser. Cette manœuvre, cependant préconisée par Briesky, Litzmann, Elliote Richardson, est toujours d'une exécution difficile, elle nécessite des tiraillements, des contusions et quelquefois des déchirures du vagin et du péritoine qui exposent la femme à de redoutables complications.

Quant à l'extraction du fœtus et du placenta, elle ne présente ici rien de particulier ; on se conformera aux principes que nous avons précédemment indiqués ; les deux temps doivent être exécutés avec rapidité dans l'intérêt de l'enfant.

3° *Amputation de l'utérus, formation du pédicule*. — Après avoir été complètement vidé de son contenu, l'utérus est attiré hors de la cavité de l'abdomen, soit avec des pinces Kystes, soit avec les mains. On place rapidement un lien élastique autour du col pour s'opposer à l'hémorrhagie. Puis, on traverse le tissu avec un fort trocart au niveau de l'union du corps et du col, on introduit deux fils métalliques dans la canule qui leur sert de guide, puis l'on retire celle-ci; les deux fils laissés en place sont alors serrés l'un sur la moitié à droite, l'autre sur la moitié gauche à l'aide d'une pince. On incise l'utérus immédiatement au-dessus de cette double ligature. Tarnier et Lucas Championnière emploient un procédé différent; ils traversent avec une broche d'acier le tissu utérin un peu au-dessous de l'extrémité inférieure de l'incision longitudinale; une deuxième broche est plantée perpendiculairement à la première et à une petite distance.

On place ensuite un fil de fer au-dessus des deux broches et au-dessus du col, par conséquent au-dessous des ovaires et des trompes, puis on serre le fil avec le constricteur de Cintrat; après quoi on incise l'utérus à deux centimètres au-dessus.

On procède, enfin, avec la plus grande attention à la toilette du péritoine, telle que nous l'avons déjà décrite.

Le pédicule ainsi formé peut être alors amené au-dehors ou laissé dans le ventre; de là, deux méthodes de traitement: *extra* et *intra péritonéal*.

Le procédé de Freund se distingue du précédent en ce que le chirurgien enlève la totalité de l'utérus en coupant ses insertions vaginales.

Traitement extra péritonéal du pédicule. — Dans la majorité des cas, on attire vers la partie inférieure de la plaie abdominale le pédicule utérin qui se trouve fixé au dehors par les deux broches qui la traversent.

C'est ainsi, d'ailleurs, que l'on procède actuellement, en Russie, où l'opération de Porro paraît être préférée à l'opération césarienne, quoique la méthode de Sanger y soit connue, appréciée et employée avec succès.

En effet, dans une statistique récente que veut bien me communiquer le professeur Krassowski, de Saint-Pétersbourg, je constate que sur 13 cas d'opération césarienne pratiqués en Russie, on a employé 11 fois la méthode de Porro et obtenu 6 guérisons et 6 enfants vivants.

Voici, d'ailleurs, comment s'exprime à ce sujet l'éminent Directeur de la Maternité :

« Après l'extraction du fœtus et de l'arrière-faix, l'abla-
« tion de la matrice et *de ses annexes* se fait à la distance
« de deux doigts au-dessus de l'endroit où a été placé le
« cordon élastique. Les grands vaisseaux se lient chacun
« séparément. Je soulève vers le dehors le tronçon de la
« matrice et je l'attache à l'angle inférieur de la plaie. En
« cas de rupture complète de la matrice s'étendant très bas
« et arrivant à la région supervaginale, outre le cordon
« élastique il peut être nécessaire de mettre une suture
« au-dessous du cordon. »

On peut aussi, comme l'a conseillé Wasseige ([1]), après avoir incisé l'utérus, fendre le cul de sac postérieur du vagin, y renverser le pédicule et l'y fixer ; de cette façon, la surface saignante du pédicule n'aura plus aucun contact avec la cavité péritonéale.

Frank ([2]), de Cologne, propose de placer sur les bords du pédicule un certain nombre de fortes sutures d'argent dont il laisse pendre les fils ; enfin la ligature élastique qui étreint le col étant enlevée on fait passer les fils à travers le col jusque dans le vagin ; puis, par des tractions sur le pédicule, on renverse ce dernier comme un doigt de gant dans le vagin, où on suture à l'aide de catgut les surfaces péritonéales en les adossant l'une à l'autre.

Frank a publié plus tard un second article ([3]) au sujet d'un second cas opéré d'après cette méthode. Mais dans ce

---

(1) Wasseige. *De l'opération césarienne suivie de l'amputation utéro-ovarique.*

(2) Frank. *Beitrage sur Lehre von der sectio cæsaria*, 1881.

nouveau travail il proclame déjà la supériorité du procédé opératoire de Sanger.

Nous pensons avec Duchamp, le savant agrégé de la Faculté de Lyon, que le procédé de Frank, par sa facilité d'exécution, doit être préféré à tous les autres, et présente en outre l'avantage, par ses sutures, d'assurer sérieusement l'hémostase.

Traitement intra-péritonéal du pédicule. — Confiants dans les résultats donnés par la méthode antiseptique de Lister, quelques chirurgiens proposèrent de laisser le pédicule libre dans l'abdomen et de réunir, par première intention, la plaie abdominale. Litzmann ([1]), de Kiel, employa le premier ce mode de traitement ; sa malade succomba. Instruits par cette douloureuse expérience, attribuée au sphacèle de l'extrémité du pédicule produit par la ligature en masse, quelques chirurgiens essayèrent de suturer le moignon. Cette innovation, essayée par Veit ([2]), de Bonn, fut suivie de succès.

En 1883, Kabierske ([3]), de Breslau, enregistra également un succès, en suturant le pédicule d'après la méthode de Sanger qui, lui-même, réussit une fois, ainsi que Salin, de Stockholm. Enfin, dans cette même année, Chalot, professeur agrégé à Montpellier, a préconisé un procédé de suture du moignon inversé de façon à produire également l'adossement des séreuses. Il embrasse l'épaisseur des bords de l'utérus à l'aide de deux cordons en caoutchouc qui sont serrés dans la cavité utérine par un anneau de plomb écrasé. Quelque ingénieux que soit ce procédé, il expose, lui aussi, au sphacèle du moignon ; il rend possible une communication directe entre la cavité utérine et le péritoine ; complications sur la gravité desquelles il serait superflu d'insister. Malgré la haute autorité de Fancourt Barnes qui lui a prêté l'appui de son nom, nous n'hésitons

---

(1) *Bulletin de l'Académie de médecine de Belgique*, 1880.
(2) Clado. *Archives générales de médecine*, 1886.
(3) Chalot. *Annales de gynécologie*, 1883.

pas à repousser la méthode intra-péritonéale du pédicule. Les résultats désastreux qu'elle a donnés l'ont, d'ailleurs, fait abandonner depuis longtemps. C'est ainsi que sur treize femmes chez lesquelles on l'avait employée , dix ont succombé ; un pareil chiffre se passe de commentaires.

Nous ne mentionnerons ici que pour mémoire une méthode proposée en 1881, par Bardenheuer, de Cologne , et qui consiste à enlever la totalité de l'utérus et les ovaires.

Par cette opération qui n'est qu'une aggravation bien inutile du procédé de Porro , l'auteur se propose d'obtenir un meilleur drainage. Il recommande surtout son procédé dans les cas de cancer de l'utérus ou de tumeurs fibreuses siégeant au niveau du col.

L'extirpation totale de l'utérus n'a encore été pratiquée qu'une seule fois par Bischoff, sur une femme qui mourut le lendemain.

Nous nous plaisons à espérer que les chirurgiens considèreront ce procédé comme définitivement jugé.

Citons enfin la modification proposée par Isaac Taylor , professeur d'obstétrique à New-York, et relatée dans le *American Journal of medical science* de juillet 1880.

Cet accoucheur pratique l'opération de Porro en six temps, de la façon suivante :

1° Incision abdominale longue de 4 1/2 à 5 pouces ;

2° Incision utérine et extraction du fœtus seulement ;

3° Ligature temporaire du pédicule avec une petite corde très résistante ;

4° Point de savetier un pouce au-dessous de la précédente pour ligature permanente ;

5° Enlever l'utérus contenant le placenta à l'aide des ciseaux ou du bistouri ;

6° Laisser tomber le pédicule dans l'abdomen. Pas de drainage.

Le chirurgien américain se déclare partisan aussi ardent que convaincu de l'opération de Porro, pratiquée avec les modifications qu'il préconise.

Du pansement. — Le pansement de la plaie abdominale

et les soins consécutifs que réclame l'opérée, sont les mêmes que pour l'opération césarienne. Nous renvoyons donc à ce qui a déjà été dit à ce sujet.

En résumé, l'opération de Porro ouvre une large porte à l'infection purulente à cause de l'extrême vascularité du pédicule utérin.

Dans les cas où elle réussit, elle provoque des sensations pénibles et des troubles nerveux réflexes dus aux tiraillements du moignon utérin fixé à la paroi abdominale.

Schlemmer, de Stuttgard, quoique inventeur d'un serre-nœud, s'élève contre l'opération de Porro qu'il considère, avec raison, comme immorale, en ce qu'elle entraine une stérilité incurable et peut ainsi encourager l'inconduite.

Remarquons enfin, avec M. Porak, que l'opération de Porro est bien près d'avoir obtenu toute la perfection dont elle est susceptible, qu'elle a été presque toujours pratiquée par les chirurgiens les plus éminents, rompus à toutes les difficultés des opérations abdominales. L'abandon du pédicule a donné les résultats les plus désastreux. Qu'on laisse sortir l'utérus hors de l'abdomen d'après le procédé de Müller, ou qu'on le laisse en place, il n'est pas possible d'espérer qu'on puisse améliorer d'une façon importante les résultats statistiques. Il n'y a donc pas de probabilité pour une atténuation notable de la mortalité encore élevée, ainsi que l'établissent les statistiques de cette opération.

Aussi, Schrœder disait-il avec raison que l'opération de Porro était une opération de transition et l'ancienne méthode l'opération de l'avenir, prédiction bien réalisée aujourd'hui par les magnifiques succès dus au procédé de Sanger.

CHAPITRE III.

DE LA GASTRO-ÉLYTROTOMIE.

Cette opération a pour but d'extraire le fœtus par une voie artificielle, en évitant de sectionner le péritoine et l'utérus ; c'est par là qu'elle diffère de l'opération césarienne proprement dite. Elle consiste à pratiquer une incision au-dessus du pli de l'aine , intéressant les dernières couches composant la paroi abdominale et s'arrêtant au péritoine. Celui-ci, détaché de la fosse iliaque, permet au chirurgien d'arriver sur la partie la plus élevée du conduit vaginal qui est alors incisé ; puis , par cette ouverture, la main de l'accoucheur arrive jusqu'au col utérin dilaté par le travail et procède à l'extraction du fœtus et de ses annexes par cette voie nouvelle.

C'est en 1806, au moment où la lutte entre les partisans de l'opération césarienne et les admirateurs de la symplyseotomie était dans sa période la plus aiguë, que Jœrg proposa ce nouveau procédé auquel il donna le nom de *gastro-élytrotomie*. Il pratiquait l'incision abdominale selon le procédé de Mauriceau, et sectionnait par conséquent le péritoine , ce qui exposait à tous les dangers de l'opération césarienne ; aussi ce procédé ne fut-il, par bonheur, essayé que sur le cadavre.

En 1820, Ritgen (1) modifia la méthode de Jœrg en évitant l'incision du péritoine ; c'est là la véritable gastro ou laparo-élytrotomie.

L'incision était pratiquée en suivant une ligne allant de l'épine iliaque antéro-supérieure à l'épine du pubis et

(1) Ritgen. *Die Auzeigen der Mechan.* Hülfen, 1820.

décrivant, au-dessus du ligament de Fallope, une courbe en demi-lune.

Le péritoine était ensuite décollé avec les doigts ou le manche du bistouri jusqu'à ce que le vagin, découvert, fût à son tour sectionné sur sa partie latérale.

Théoriquement bien conçue, cette nouvelle méthode eut des débuts peu encourageants. Ritgen ayant voulu la pratiquer, le 1ᵉʳ octobre 1821, sur une femme vivante, rencontra de telles difficultés pour extraire le fœtus, qu'il dut recourir à l'opération césarienne classique à laquelle la femme succomba au bout de cinquante-huit heures.

En 1823, Baudelocque neveu publie sa thèse sur un « Nouveau procédé pour pratiquer l'opération césarienne. » Il conseille, dans ce mémoire, de pratiquer l'incision le long du bord externe du muscle grand droit de l'abdomen, en respectant le péritoine qu'il se borne à décoller de la fosse iliaque, puis d'arriver ensuite sur le vagin et de le sectionner aussi bas que possible. Ayant effectivement employé ce procédé sur la femme vivante, il ne put terminer son opération et dut, comme Ritgen, avoir recours à l'opération césarienne.

En 1824, il propose de recourir au procédé de Jœrg et d'inciser le péritoine.

Enfin, dans un nouveau mémoire publié en 1844, il rapporte deux nouveaux cas : dans l'un, il fut forcé de recourir à la césarienne classique, à cause d'une hémorrhagie abondante à laquelle la femme succomba ; dans l'autre, ayant piqué l'artère iliaque externe, il fut contraint de lier l'iliaque interne pour arrêter une hémorragie qui eût été rapidement mortelle ; la femme succomba néanmoins le troisième jour après l'opération.

C'est de ce moment que Baudelocque recommanda de procéder à la ligature préalable de l'iliaque interne avant de pratiquer la gastro-élytrotomie. Cette complication effraya les chirurgiens déjà frappés des nombreux insuccès de la nouvelle méthode qui parut définitivement abandonnée.

Aussi, malgré quelques tentatives faites par Physik, de Philadelphie, en 1822, et par Sir Charles Bell, en 1837, pour remettre en honneur la laparo-élytrotomie à l'aide d'un nouveau procédé semblable à celui de Ritgen, cette opération resta pendant longues années dans le plus complet et le plus juste oubli.

Le 21 mars 1878, Gaillard Thomas lut à l'Académie de médecine de New-York un travail dans lequel il relate deux cas de gastro-élytrotomies pratiqués par lui, l'un sur le cadavre, l'autre sur une femme mourante de pneumonie. L'opération fut tentée pour sauver l'enfant qui fut extrait vivant, mais succomba au bout d'une heure. Il déclare, dans cette relation, que l'oubli absolu dans lequel était tombée l'opération de Ritgen, fut cause qu'il se crut réellement l'inventeur de ce procédé ; cette ignorance était d'ailleurs partagée par tous les médecins de New-York, jusqu'au jour où M. Noeggerath retrouva dans la littérature médicale des relations de l'opération de Ritgen.

Nous ne pouvons nous défendre d'un certain sentiment d'incrédulité en présence d'une explication aussi naïve, et il semble bien étrange qu'une opération qui a occupé le monde médical pendant 38 ans, n'ait pas même laissé un souvenir dans le corps médical tout entier d'une ville de l'importance de New-York.

Nous n'insisterons pas davantage sur cette question de priorité d'un nouveau genre ; bornons-nous à constater que Gaillard Thomas suivit en tous points le procédé de Ritgen *qu'il prétendait ne pas connaître ;* il modifia seulement l'incision du vagin qu'il rendit plus facile et moins dangereuse en faisant saillir dans la plaie cet organe, à l'aide d'un hystérotome introduit dans sa cavité.

Cette opération n'a été pratiquée qu'un très petit nombre de fois depuis cette époque à cause de l'extrême rareté des rétrécissements pelviens aux États-Unis.

Cependant, le professeur Skene a fait aujourd'hui quatre fois la laparo-élytrotomie : dans la première, en 1872, l'enfant mourut ainsi que la mère ; dans les trois autres, pratiquées en 1875, 1877 et 1884, mères et enfants furent sauvés.

Gaillard Thomas pratiqua de nouveau lui-même cette opération, en 1877, avec succès pour la mère et pour l'enfant. Taylor fut moins heureux en 1883.

Forceps, craniotomie, cranioclaste avaient été vainement employés; lorsque l'opération fut décidée la patiente était épuisée, le pouls était rapide et faible, la température élevée; elle succomba 44 jours après l'opération.

La même année, le professeur Jevelt, de Brooklyn, opéra une femme qui se trouvait en travail depuis une semaine; elle était épuisée, l'utérus spasmodiquement contracté et les organes génitaux très œdématiés. L'enfant succomba avant la délivrance et la mère mourut de septicémie 70 heures après l'opération.

Deux chirurgiens anglais ont également pratiqué la gastro-élytrotomie : Whiteside Hime, de Sheffield, en juillet 1878, eut un insuccès chez une femme atteinte d'un cancer du col de l'utérus et du vagin, et Edis, de Londres, en novembre de la même année, ne fut guère plus heureux dans sa tentative ; l'enfant seul, extrait par le forceps, put être sauvé ; d'ailleurs, Bradford affirme qu'il n'y a pas plus de deux femmes en Angleterre sur lesquelles cette opération ait été pratiquée.

Le 8 novembre 1879, enfin, W. Gillette, de New-York ([1]), pratiqua la gastro-élytrotomie sur une femme dont l'enfant avait déjà succombé. Le vagin, sectionné par le procédé ordinaire, il dut inciser avec des ciseaux l'orifice utérin ; puis, pour extraire l'enfant, il dut avoir recours successivement au forceps, à la version et à la céphalotripsie ; la mère fut sauvée malgré cet horrible traumatisme.

Mentionnons enfin le succès obtenu par Skene, en avril 1885, chez une femme rachitique, qui guérit parfaitement et dont l'enfant fut extrait vivant par la version.

---

(1) Gillette. *A successfull case of loparo-elytrotomy.* — In *Journ. ob Obstet.*, January 1880.

Sur les onze opérations que nous venons de relater, il y a donc six succès.

Ce fut un encouragement ; aussi l'opération ressuscitée par Gaillard Thomas fut-elle accueillie avec faveur par Garrigues, de Brooklyn, Kinkead, de Dublin, et Polk, de New-York.

En France, la laparo-élytrotomie a été très sérieusement étudiée par le docteur Budin, agrégé de la Faculté de Paris, qui après l'avoir pratiquée sur le cadavre, a reconnu la facilité de son exécution. « Est-elle supérieure « à l'opération césarienne ? dit-il dans son mémoire, c'est « ce que nous nous garderons bien d'affirmer ; la pratique « seule permettra de résoudre la question. Le succès obtenu « par le docteur Skene, pourra peut-être faire revenir les « accoucheurs sur le jugement sévère qu'ils ont porté contre « elle, surtout au moment où pour éviter les accidents de « l'opération césarienne, on n'a trouvé que l'ablation totale « de l'utérus. »

Malgré cet appel de M. Budin et de M. Masson, son élève, dans une thèse fort intéressante, la laparo-élytrotomie ne parait pas devoir s'acclimater dans notre pays, et nous ne pouvons enregistrer qu'une seule opération pratiquée par M. Poullet, de Lyon, en février 1885.

Les causes qui peuvent nécessiter la laparo-élytrotomie sont exactement les mêmes que pour l'opération césarienne.

SOINS PRÉLIMINAIRES.

Le chirurgien préparera à l'avance les instruments et les divers objets qui pourront lui être nécessaires ; ce sont : un bistouri long à tranchant légèrement convexe, un autre bistouri droit boutonné et à lame étroite, une sonde cannelée, des pinces à dissection et à pression continue, des écarteurs des ténaculum et des ciseaux, des aiguilles et des porte-aiguilles, des fils de soie, de catgut et d'argent, des drains, des compresses, des éponges; le tout sera soigneusement désinfecté à l'eau phéniquée forte.

On préparera sur une table, près d'un fenêtre, des bassins contenant de l'eau chaude et de l'eau froide, et un tube laryngien de Depaul pour secourir l'enfant en cas d'asphyxie. La chambre sera vaste, isolée et chauffée à la température de 18 à 20° ; l'atmosphère doit être saturée de vapeurs phéniquées.

Le lit doit être un peu dur et élevé. On peut également se servir d'une table recouverte d'un matelas, une couverture de laine et un drap de lit. La femme sera placée dans la même position que pour l'opération césarienne ; le rectum sera vidé à l'aide d'un purgatif et la vessie par le cathétérisme ; on fera en outre une injection vaginale avec une solution d'acide phénique ou de sublimé au 1/2000° ; les téguments des régions hypogastriques et inguinales seront soigneusement lavés à l'eau phéniquée. Quatre aides sont nécessaires : l'un est chargé de l'anesthésie, l'autre assiste le chirurgien, le troisième s'occupe des instruments et les donne à l'opérateur ; les fonctions du quatrième qui consistent à recevoir l'enfant, peuvent être remplies par une sage-femme.

OPÉRATION.

Toutes les précautions antiseptiques étant prises et les préparatifs terminés, on commence l'opération qui comprend quatre temps :

Premier Temps. — L'opérateur, placé à droite de la patiente, incise les parois abdominales, à un où deux centimètres au-dessus du ligament de Poupart et parallèlement à lui, en partant de l'épine du pubis jusqu'à l'épine iliaque antéro-supérieure ; cette incision devra avoir, par conséquent, de 15 à 17 centimètres, de façon à laisser passer la tête fœtale dont le plus petit diamètre antéro-postérieur, le sous-occipito-bregmatique offre une circonférence de 30 à 34 centimètres.

On incisera, couche par couche, les muscles grand oblique, petit oblique et transverse ; la fascia transversalis sera soigneusement soulevé avec un fin ténaculum, et le bistouri, porté horizontalement, y pratiquera une petite ouverture de façon à ne pas blesser le péritoine qui n'en est séparé que par une mince couche de tissu cellulaire. Puis, introduisant une sonde cannelée, entre le fascia et le péritoine, on agrandit les deux angles de la plaie, ensuite, le chirurgien plaçant la pulpe de son doigt sur le péritoine, le séparera du fascia jusqu'à ce qu'il aperçoive le vagin. Le second assistant, placé à la gauche de l'opérateur, maintient le péritoine et les intestins à l'aide d'une serviette fine et chaude. Les deux bouts de l'artère épigastrique qui est inévitablement sectionnée dans ce temps opératoire, seront saisis avec les pinces hémostatiques.

Nous pensons que l'incision doit être faite du côté où l'obliquité de l'utérus est le plus prononcée ; on se guidera aussi sur la forme affectée par le rétrécissement pelvien. La plupart des opérateurs choisissent, de préférence, le côté droit, de peur de blesser le rectum. Les expériences et les faits de Baudelocque, Polk, Dandridge et Poullet, établissent que cette crainte est dénuée de fondement. Dans le cas où le chirurgien aurait à opérer une femme pour la deuxième fois, il devrait faire son incision du côté opposé, afin d'éviter les difficultés que pourraient lui causer la cicatrice de la première opération.

Deuxième Temps. — Les parois abdominales incisées, on décolle le péritoine de la fosse iliaque interne en allant de dehors en dedans et de haut en bas. On peut, suivant le conseil de Poullet, attendre que le col utérin soit complètement dilaté, car alors, dans ce cas, le décollement péritonéal s'opère de lui-même par le fait de l'ascension du segment inférieur de l'utérus.

Nous pensons qu'il y a tout avantage à confier aussi, en grande partie du moins, à la nature ce temps de l'opération qui est un des plus délicat et des plus importants.

Troisième temps. — Il consiste à faire saillir la partie supérieure et latérale du vagin dans le fond de la plaie

abdominale. Plusieurs moyens ont été proposés pour atteindre ce but; on peut, comme Budin et Masson, introduire
l'index et le médius dans le vagin et faire, entre leurs extrémités écartées, l'incision de cet organe ; on peut également,
avec Gaillard Thomas, Skene, Walter, Gillette et Hime,
repousser le vagin à l'aide d'une sonde en métal sur le bec
de laquelle on pratiquera l'incision ; ou bien inciser le
vagin sur l'extrémité d'un doigt introduit dans sa cavité,
comme l'ont fait Daudridge et Gaillard Thomas ; ou bien,
enfin, faire saillir la paroi vaginale à l'aide d'une branche
du forceps, comme l'indique Poullet, de Lyon. Mais avant
d'inciser, il sera prudent de se livrer à une exploration
attentive du fond de la plaie, afin d'éviter l'ouverture d'un
vaisseau important ou de l'urétère.

Le chirurgien ne devra point oublier que l'artère utérine
et l'urétère sont situés au-dessous des plans du détroit supérieur ; que l'urétère, dans le bassin, se dirige de dehors
en dedans, de haut en bas et d'arrière en avant. Si, par un
ensemble de circonstances difficiles à réaliser d'ailleurs,
on faisait l'incision vaginale au-dessous de l'urétère, celui-ci
serait exposé, ainsi que l'artère utérine, à de dangereux
tiraillements au moment du passage du fœtus. Dans le cas
contraire ces deux organes n'ont à subir qu'un faible dépla-
cement en bas et en dehors, absolument dépourvu de danger, ainsi que l'ont établi les recherches de Polk et de
Westbrook, de Brooklyn.

En résumé, la section du vagin devra être faite *au-dessus*
de l'urétère et le plus près possible de l'insertion vaginale
sur le col utérin ; si l'on s'écartait de plus de deux centimètres au-dessous de cette insertion, on serait certain de
sectionner l'urétère, accident dont il est superflu d'énumérer les conséquences.

L'incision vaginale étant faite à l'aide du bistouri ou du
thermo-cautère et avec les précautions que nous venons
d'indiquer et à l'endroit voulu, le chirurgien doit introduire
dans la plaie ses deux index recourbés en crochet afin de
lui donner une étendue suffisante pour permettre ultérieu-

rement l'introduction de la main ; l'incision sera donc prolongée obliquement en haut et en arrière, direction qui, bien moins que les autres, expose à la déchirure de la vessie dans le cas où le passage de la tête viendrait à produire une déchirure dépassant les limites de l'incision.

Quatrième Temps. — Le vagin étant suffisamment ouvert, un aide ramène le col de l'utérus dans la direction de la plaie, en inclinant fortement le corps de l'organe du côté opposé ; le chirurgien introduit alors la main dans l'ouverture vaginale et cherche à pénétrer dans la cavité utérine. Dans le cas où le col ne serait pas complètement dilaté et se trouverait en état de rigidité et de contracture, on peut être obligé de pratiquer la dilatation artificielle soit avec le dilatateur de Barnes, soit aussi en débridant l'orifice utérin. Si, au contraire, le col est dilatable, on extrait le fœtus par la version, ou bien avec le forceps, comme Skene, ou, encore, par la céphalotripsie, ainsi que Gillette fut obligé de le faire dans un des cas qu'il a rapportés.

Si l'extraction de la tête par la version présentait des difficultés telles qu'elles fassent craindre la déchirure de la cloison vésico-vaginale, le chirurgien, introduisant l'index dans la bouche du fœtus, s'efforcera de fléchir la tête sur le sternum, de manière à substituer les petits diamètres sous-occipito frontal et sous-occipito bregmatiques aux grands diamètres occipito ou sous-occipito mentonniers. Si, enfin, l'on est obligé d'employer le forceps pour extraire la tête, on ne saurait prendre trop de précautions pour éviter la déchirure du péritoine, accident redoutable qui a enlevé une malade de Poullet ; le meilleur moyen d'éviter cette complication consiste à faire maintenir solidement le péritoine par un aide à l'aide d'un linge antiseptique.

La délivrance sera pratiquée selon les règles ordinaires.

Tout étant terminé, on nettoiera très soigneusement la plaie ilio-vaginale ; on examinera l'état du péritoine et de la vessie et l'on arrêtera l'hémorrhagie, s'il y en a, par la ligature ou la torsion des vaisseaux ; s'il était impossible d'arrêter l'hémorrhagie, la plaie vaginale serait tamponnée avec du coton imbibé d'eau froide et fermée par un emplâtre adhésif, puis on placerait un drain dans le trajet abdomino-vaginal, et l'on fermerait la plaie abdominale par des sutures aux fils d'argent, en réservant à son angle inférieur un passage pour l'extrémité supérieure du drain ; enfin on pansera la plaie selon les règles les plus rigoureuses de l'antisepsie.

SOINS CONSÉCUTIFS.

Traitement chirurgical. — Nous n'aurons que peu de choses à dire sur ce sujet ; si l'on a pratiqué une désinfection sévère et si, au moyen d'injections vaginales antiseptiques fréquemment renouvelées, on s'oppose efficacement au passage des lochies par la plaie, celles-ci s'écoulent par le drain vaginal, et on pourra compter sur la réunion immédiate ; dans ce cas, le pansement ne sera changé que trois ou quatre jours après l'opération.

Si, pour une cause ou une autre, on ne doit compter que sur une réunion secondaire, le pansement sera renouvelé chaque jour ainsi que le lavage de la plaie.

L'écoulement lochial terminé et la suppuration tarie, on enlèvera le drain et la cicatrisation marchera rapidement.

Dans le cas où une déchirure de la cloison aurait produit une fistule vésico-vaginale , ce dont il sera facile de s'assurer en injectant par le canal du lait dans la vessie (¹), le chirurgien devra empêcher le reflux de l'urine dans la plaie et placer, dans ce but, dans la vessie une sonde à demeure ; le plus souvent la guérison a lieu spontanément comme dans les cas de Skene et de Gaillard Thomas ; dans le cas contraire, on se déciderait à oblitérer la fistule vésico-vaginale par l'opération classique.

Quant au traitement médical, il consistera à combattre la fièvre qui pourrait être produite par la résorption des produits septiques et les divers accidents puerpéraux ordinaires.

(1) Lusk. *Loco citato*.

Telle est la longue nomenclature des procédés qui ont été successivement employés pour pratiquer l'opération césarienne.

Notre tâche est terminée. Nous ne pouvons cependant résister au désir de tirer de ce travail quelques conclusions qui se présentent d'elles-mêmes à l'esprit.

Néfaste et fatalement mortelle, l'ancienne opération césarienne, considérée pendant longtemps comme classique, ne mérite plus cette dénomination et n'a plus, aujourd'hui, qu'un intérêt purement historique.

A l'heure qu'il est, deux méthodes doivent donc principalement fixer notre attention :

1° La méthode conservatrice ou l'incision utérine est fermée selon le procédé de Sanger simplifié par Léopold.

2° La méthode de Porro ou celle de Freund, dans laquelle la matrice est amputée avec ses annexes. Quant à la gastro élytrotomie ou méthode de Ritgen, malgré les efforts de Gaillard Thomas pour la remettre en honneur, elle ne compte encore que douze cas et nous pensons qu'elle est destinée à retomber bientôt dans le juste oubli d'où l'avait provisoirement tirée le chirurgien de New-York.

Au contraire, les statistiques de l'opération césarienne, suivant la méthode de Sanger, nous fournissent aujourd'hui des chiffres d'une réelle importance, ainsi que le montre le tableau suivant que nous empruntons au travail de Caruso (*Arch. für Gynak*).

Allemagne	74	opérations avec	63	femmes guéries et	69	enfants vivants.
Etat-Unis	18	»	8	»	14	»
Autriche	16	»	12	»	15	»
Russie	8	»	5	»	8	»
France	4	»	2	»	4	»
Italie	4	»	2	»	4	»
Pays-Bas	4	»	4	»	4	»
Angleterre	2	»	0	»	2	»
Indes	2	»	1	»	1	»
Suisse	2	»	1	»	2	»
Danemark	1	»	1	»	1	»

Sur ce total de 135 opérations pratiquées jusqu'à ce jour, il y a donc pour les mères 99 guérisons et 36 morts.

Les enfants venus au monde vivants sont au nombre de 124 ; ceux qui ont succombé sont au nombre de 11.

Si donc le chiffre de la mortalité brute est de 25 56 0/0 seulement ; il est cependant encore moindre si l'on ne considère que les 74 opérations exécutées en Allemagne avec 63 guérisons et 11 décès.

Toutefois, malgré l'incontestable supériorité de la méthode de Sanger et la sécurité relative qu'elle procure, nous croyons qu'il faut éviter de trop agrandir le champ des indications de l'opération césarienne ; on devra toujours, quand ce sera possible, choisir, avant terme l'accouchement prématuré provoqué — à terme la craniotomie précédée de l'essai du forceps ou répétée mais sans tractions, suivant la méthode de Pajot, et pratiquée, bien entendu, selon les préceptes de l'antisepsie la plus minutieuse.

Quelque satisfaisantes que soient les statistiques ci-dessus, la mortalité maternelle y est encore assez élevée tandis qu'elle est presque nulle à la suite de la craniotomie.

Toutes les fois que cette dernière opération sera praticable, il faudra la préférer.

Nous nous rallions donc pleinement aux conclusions émises par Jaggard, en septembre 1887, au congrès de Washington :

1° Il ne doit pas être question d'opération césarienne, tant que le fœtus peut, diminué de volume, être extrait par les voies naturelles.

2° La craniotomie, avec l'aide de bons instruments n'exige pas une très grande habileté de la part de l'accoucheur.

3° On exagère trop le sentimentalisme en faveur de la vie

de l'enfant *in utero* et l'on fait trop bon marché des risques de la mère.

Nous nous résumons donc en répétant avec Doléris : l'opération césarienne si parfaite qu'elle soit aujourd'hui est une opération de *nécessité* ; elle ne doit jamais être une opération *de choix*.

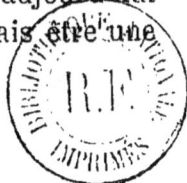

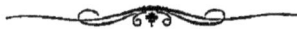

www.ingramcontent.com/pod-product-compliance
Lightning Source LLC
Chambersburg PA
CBHW050627210326
41521CB00008B/1417